通脘痹治阳痿

主编　赵家有　宋春生

全国百佳图书出版单位
中国中医药出版社
·北 京·

图书在版编目（CIP）数据

通腺痹治阳痿 / 赵家有，宋春生主编 . -- 北京：
中国中医药出版社，2024.3（2024. 7 重印）
ISBN 978-7-5132-8625-1

Ⅰ . ①通… Ⅱ . ①赵… ②宋… Ⅲ . ①阳痿–中医治
疗法 Ⅳ . ① R277.58

中国国家版本馆 CIP 数据核字 (2023) 第 251901 号

中国中医药出版社出版

北京经济技术开发区科创十三街 31 号院二区 8 号楼
邮政编码　100176
传真　010-64405721
北京盛通印刷股份有限公司印刷
各地新华书店经销

开本 880×1230　1/32　印张 7.25　字数 157 千字
2024 年 3 月第 1 版　2024 年 7 月第 2 次印刷
书号　ISBN 978 – 7 – 5132 – 8625 – 1

定价　49.00 元
网址　www.cptcm.com

服 务 热 线　010-64405510
购 书 热 线　010-89535836
维 权 打 假　010-64405753

微信服务号　zgzyycbs
微商城网址　https：//kdt.im/LIdUGr
官 方 微 博　http：//e.weibo.com/cptcm
天猫旗舰店网址　https：//zgzyycbs.tmall.com

如有印装质量问题请与本社出版部联系（010-64405510）

前　言

　　二十届中央财经委员会第一次会议强调：着力提高人口整体素质，努力保持适度生育水平和人口规模。近年来，党和政府采取积极的人口生育政策，但人口出生率和增长形势依然严峻。国家统计局发布数据显示，2023 年我国出生人口 902 万人，比上年减少 54 万人，人口自然增长率为 -1.48‰。至 2023 年，我国人口已经连续两年负增长，总和生育率 1.0 左右，在全球主要经济体中位居倒数第二。除生育意愿、生育成本等因素外，以生育力障碍为特征的生殖障碍性疾病亦是重要影响因素之一，人口现状和人口政策实施效果均提示，全社会须重视生殖健康。

　　中医治疗勃起功能障碍、不育症等男性生殖障碍性疾病具有悠久的历史和特色优势。我们注重追求发挥中医特色诊治相关疾病，努力提升治疗效果，聚焦男性生殖疾病的创新性探索研究，据《黄帝内经》"发为肌痹，传为脉痿""痹而不仁，发为肉痿"等论述，结合临床实践，凝练提出男性生殖疾病的"因痹致痿"病机及"通痹治痿"法；注重痹痿及关系研究，理清痹、痹证、痿及痿证文献混淆现象，强调痹痿属病机，痹为不通，痿是功能下降，痹证和痿证是病名；深化内伤致痹认识，阐述饮食失节、情志失宜等内伤因素亦可致痹。中医从脾胃论治勃起功能障碍、不育症等生殖障碍性病证具有特色优势和实践价值，结合《黄帝内经》"治痿者独取阳明"，以"因痹致痿"病机和"通痹治痿"法为指导，探索实践通脘痹治男性生殖障碍性疾病，取得较为理想疗效。

本书聚焦通脘痹治阳痿。第一章介绍阳痿因痹致痿新论，明晰痹、痿的概念，认为两者属病机概念，提出"因痹致痿"病机，结合中医体用关系，阐明阳痿"因痹致痿，体痹用痿"的病机认识。解析饮食失节、情志失宜等内伤因素致痹。依托叶天士治疗痹痿医案，阐述清通补、温通补、和（平）通补等通痹治痿三法。以四气五味、归经、升降浮沉等基本属性为分类整理框架，在"因痹致痿"病机及"通痹治痿"法指导下，梳理《神农本草经》所载"痹""痿"中药。以"通痹治痿"三法为分类统筹，进行该病机治法的理论内涵阐释、相关医案药物的解析，推动构建"因痹致痿"病机与"通痹治痿"法理法方药体系的完备。第二章介绍通脘痹治阳痿理论内涵研究，详细阐述脘痹学术背景，探讨脘痹与脘痞的内涵，以《黄帝内经》"治痿者独取阳明"为指导，结合"因痹致痿"病机与"通痹治痿"法，论述通脘痹治阳痿的理论内涵。分析与归纳叶天士辨治脘痹医案，总结叶天士辨治脘痹理法方药体系，丰富通脘痹治阳痿理法方药。第三章介绍通脘痹方、化湿通痹方、理肝调中汤及通痹补中汤4首通脘痹治阳痿方药，详细阐述立方依据、君臣佐使等，并附治疗成功案例佐以说明。

本书受到国家自然科学基金委员会面上项目（82274337）、中国中医科学院科技创新工程课题（CI2023C018YL，CI2021A02207）、首都卫生发展科研专项自主创新项目（首发2022-2-4271）及北京市中医药管理局青年规划项目（QN-2020-29）等资助，特向课题资助方表示感谢！刘寒飞、陈文康、邹和德、张鹤坤、张雅鹏、曹芮等研究生协助我们做了整理工作，向他们表示感谢！感谢中国中医药出版社编辑在本书编写过程中给予的指导和帮助。

我们持续聚焦"因痹致痿"病机及"通痹治痿"法

研究，不断推进该病机治法的研究走向深入和延展，本书仅列出阶段性探索成果，是研究成果的初步凝练，鉴于水平有限，不足之处，敬请各位读者批评指正。

宇春生　赵家有

2024 年 2 月 9 日

目　录

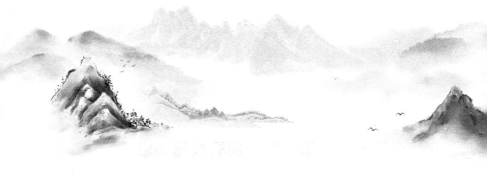

第一章

阳痿因痹致痿新论

    本章第一节讨论痹与痿的概念，认为两者属病机概念，提出"因痹致痿"病机，并阐明阳痿"因痹致痿，体痹用痿"的病机认识。解析饮食失节、情志失宜等内伤因素致痹，有利于"因痹致痿"病机及通痹治痿法的理解和运用。第二节依托叶天士治疗痹痿医案，阐述清通补、温通补、和（平）通补等通痹治痿三法。第三节整理《神农本草经》及其辑注本记载的治疗痹痿中药。通过该病机治法的理论内涵阐释，相关医案药物的解析，推动构建"因痹致痿"病机与"通痹治痿"法完整的理法方药体系，提升该病机治法的实践价值，便于临床运用。

第一节　因痹致痿病机

一、痹的概念

在中医文献中，"痹"与"痹证"混淆使用的现象层出不穷，给中医文献研究及学术交流造成不便。因此，有必要强调和阐释"痹"与"痹证"的区别。"痹"属病机之一，可在很多疾病的发生发展中出现。而痹证为病名，是一种疾病。明晰两者的不同，一方面有利于学术的交流与讨论，是学术规范的必然要求，另一方面对于认识痹与痹证，研究中医文献，提升临床诊疗水平，也具有较为重要的意义。笔者首先阐释痹与痹证如下：

国医大师周仲瑛教授主编的《中医内科学》收录了62种疾病，大部分疾病以主症命名，如咳嗽、心悸、胃痛、水肿、消渴等。此外，尚有疾病以病因、病机、病理产物等命名，如以病机命名的郁证、痹证、厥证等。可见痹证是一种以痹这一病机命名的疾病，是指由风、寒、湿、热等邪闭阻经络，影响气血运行，导致肢体筋骨、关节、肌肉等处发生疼痛、重着、酸楚、麻木，或关节屈伸、僵硬、肿大、变形等症状的一种疾病。当痹作为病机出现上述肢体关节肌肉等血气不通的临床表现时，即为痹证，否则不能诊断为痹证，亦可能是其他疾病。如《灵枢·经脉》所载"喉痹卒喑"，《金匮要略》所载"胸痹""血痹"，均是痹作为病机的其他疾病。如果将痹混淆为痹证使用，喉痹、胸痹及血痹等均难以理解并有违学术规范。

痹作为病机，其本质是不通。《中藏经》记载："痹"者"闭"也。五脏六腑，感于邪气，乱于真气，闭而不仁，故曰痹。《症因脉治·卷三》曰："痹者，闭也。经络闭塞，麻痹不仁，或攻注作痛，或凝结关节，或重着难移，手足偏废，故名曰痹。"《叶氏医案存真》记载：痹者，气血凝滞之义。《临证指南医案·痹》中说："其实痹者，闭而不通之谓也。"《景岳全书·风痹》指出：盖"痹"者"闭"也，以血气为邪所闭，不得通行而病也。尽管痹的致病因素、轻重及部位等均有不同，但诸多文献均表明，痹的共性和本质是不通。

因此，这提示看到痹，不可只考虑风寒湿邪之痹证，应关注到痹的病机属性，外邪与内伤皆可致痹。感受外邪致痹者，《素问·痹论》记载"所谓痹者，各以其时重感于风寒湿之气也"，并据病邪偏胜进行分类，"风寒湿三气杂至，合而为痹也，其风气胜者为行痹，寒气胜者为痛痹，湿气胜者为著痹也"。

但王子接在《绛雪园古方选注》蠲痹汤项下指出，"痹分三气杂至，风胜为行痹，寒胜为痛痹，湿胜为着痹。余谓三者兼内外因而言，非独言外因也。盖有肝虚生风，肾虚生寒，脾虚生湿，抑或有诸内因而兼外邪为痹，即经言：邪之所凑，其气必虚耳。"他认为风寒湿邪不仅来源于外界，亦可源自体内，即内生五邪亦可致痹。同时，饮食不节、情志失宜等内伤因素亦可导致痹，如《临证指南医案》记载的"胸痹因怒而致，痰气凝结""食进脘中难下，大便气塞不爽，肠中收痛，此为肠痹""由情怀失畅，而气血郁痹，有形而痛"等疾病。

正气亏虚，邪气阻滞致痹者，如《金匮要略》中"胸痹"的病机为"阳微阴弦"，即上焦阳虚，下焦阴邪乘袭。再如《金匮要略》中"血痹"病因为"夫尊荣人，骨弱肌肤盛，重因疲劳汗出，卧不时动摇，加被微风，遂得之"。

二、内伤致痹

明确"因痹致痿"病机与"通痹治痿"法后，可以看到"痹"是发病的关键角色，因此明晰痹的病因是十分重要的，可以推进本病机治法，深刻理解和临床运用。

痹证为感受外邪，病位在肢体筋骨、关节和肌肉，主要表现为疼痛、重着和酸楚等感觉异常，但不可受痹证的病因、病位及症状等拘泥，而忽视内伤致痹。

《黄帝内经》《金匮要略》及《中藏经》均有内伤致痹的相关记载。南宋严用和《济生方》述"皆因体虚，腠理空疏，受风寒湿气而成痹也"，提示内在的体虚先于外感风寒湿邪，正如《黄帝内经》所言"邪之所凑，其气必虚"。王子接言："痹分三气杂至，风胜为行痹，寒胜为痛痹，湿胜为着痹。余谓三者兼内外因而言，非独言外因也。盖有肝虚生风，肾虚生寒，脾虚生湿，抑或有诸内因而兼外邪为痹，即经言：邪之所凑，其气必虚耳。"这表明痹可由内生风寒湿等邪气导致。再如，痛风虽属痹证范畴，但国医大师朱良春认为，外感寒湿只是痛风的诱因，而不是主因，其本在于饮食不节酿生痰湿，阻于血脉，与血相结而成浊瘀，滞留经脉，最终导致痛风，治疗应坚守泄化浊瘀。

痹的病因、病机、病位和临床表现与痿证有所不同。鉴于内伤因素和热邪的重要性，此处强调了内伤亦可致痹，下文讨论温病大家叶天士的部分辨治痹的医案，一方面可加深对内伤致痿，以及因痹致痿病机和通痹治痿法的认识，另一方面与本书中的"脘痹"具有一定相关性，帮助读者理解脘痹内涵。

（一）饮食失节致痹

1. 理论溯源

《素问·痹论》记载："饮食自倍，肠胃乃伤。"由于李东垣及很多医家引此句论述脾胃病发病，导致本句出自《素问·痹论》常被忽略，即常常忽略饮食可致痹。对此，王冰在《重广补注黄帝内经素问》注释本句："此言六腑受邪为痹也。"《类经》注解："六腑者，所以受水谷而化物者也。若过用不节，致伤肠胃，则六腑之痹因而生矣。"《黄帝内经》原文及诸家注释均表明饮食失节可以导致痹。诚如《素问·阴阳应象大论》指出："水谷之寒热，感则害于六腑。"

《金匮要略·中风历节病脉证并治》中亦记载"味酸则伤筋，筋伤则缓，名曰泄……身体羸瘦，独足肿大，黄汗出，胫冷，假令发热，便为历节也"，说明饮食失节可致痹。《素问·生气通天论》强调"谨和五味，骨正筋柔"，反之则五味不和，筋骨痹也。

2. 医案解析

> 案 1
>
> 某，病后过食肥腻，气滞热郁，口腻黏涎，指节常有痹痛。当从气分宣通方法。苏梗、杏仁、瓜蒌皮、郁金、半夏曲、橘红。(《临证指南医案·痹》)

本案患者"病后过食肥腻""口腻黏涎"，可知饮食失节酿生湿邪，从"气滞热郁"和"当从气分宣通方法"，可知湿阻气滞化热。杏仁、瓜蒌皮开宣上焦散热，复气机升降之常以畅中焦；苏梗、橘红和半夏曲运化中焦以除湿热之源；郁金疏肝清热治"气滞热郁"。

案 2

汪，舌灰黄，脘痹不饥，形寒怯冷。脾阳式微，不能运布气机，非温通焉能宣达。半夏、茯苓、广皮、干姜、厚朴、荜茇。(《临证指南医案·脾胃》)

案 3

某三六，经闭两月，脘痹呕恶。此气窒不宣，胃阳碍钝使然。当用和中为主。半夏曲、老苏梗、茯苓、广皮、枳壳、川斛。(《临证指南医案·调经》)

两案患者均是脘痹，均由中焦阳虚气滞而成，用药均有陈皮、半夏、茯苓畅达中焦。细品文字差异，汪案患者阳虚导致气机失常，以"温通"治之；而某三六案患者是气滞导致的胃阳"碍钝"，以"和中"治之。

汪案患者"形寒怯冷""脾阳式微"，药用干姜、厚朴和荜茇温脾阳、运布气机；某三六案患者"脘痹呕恶，此气窒不宣，胃阳碍钝使然"，药用紫苏梗、枳壳和石斛行气和中畅胃阳。其中，用药亦符合脾喜燥恶湿和胃喜润恶燥的特性。辨证用药之细，是我辈楷模。

案 4

李四五，脉小涩，痰多上涌，食入脘阻，大便不爽，上秋至今夏不愈。自述饥饱失和，曾病黄疸。以湿伤气痹主治。大杏仁、苡仁、半夏、姜汁、茯苓、橘红、郁金、香豉。(《临证指南医案·湿》)

本案明确指出"饥饱失和，曾病黄疸。以湿伤气痹主治"。橘红、半夏和茯苓仍是畅中之用。"上秋至今夏不愈"就诊时为夏季，用郁金、淡豆豉以防止痹久化热致痿，大杏仁、薏苡仁、姜汁佐主药以治"痰多上涌，食入脘阻，大便不爽"。

案 5

脉转劲，舌干赤，嗳气不展，壮如呃逆。缘频吐胃伤，诸经之气上逆，填胸聚脘，出入机逆。周行脉痹，肌肉着席而痛，转加平昔辛香燥药不受，先议治肺经，以肺主一身气化耳。炒香枇杷叶、苦杏仁，二味水煎一杯许，冲入桔梗、枳壳汁。(《叶氏医案存真》)

案 6

左脉如刃，右脉缓涩。盖阴亏本质，暑热为疟，水谷气蒸，湿流肢末，遂成挛痹。已经泄泻食减，阳明脉中气衰极矣，缓治可以冀功。生白术、茯苓、狗脊、茅术、淫羊藿、独活、防己、威灵仙。(《叶氏医案存真》)

案 7

淮安（四十六），食物有形之滞，从胃入肠。若心胸之下，皆阳气游行之所。因初起停食，几年疑惑，其实阳不旋转，而致结痹。瓜蒌薤白白酒汤。(《叶氏医案存真》)

以上三则医案均有饮食或脾胃致病因素。《素问·生气通天论》记载"谨和五味，骨正筋柔"，表明饮食影响筋骨健康。《金匮要略·中风历节病脉证并治》记载了饮食失节致历节，案5和案6即是明证。《素问·痹论》记载："饮食自倍，肠胃乃伤。"对本句，张景岳在《类经》中注解："六腑者，所以受水谷而化物者也。若过用不节，致伤肠胃，则六腑之痹因而生矣。"可见饮食失节可致腑痹。据案7描述，该患者与《临证指南医案》中的"脘痹"类似。上述三则案例也说明痹作为病机可发展为痹证，亦可发展为其他疾病。

案5患者"缘频吐胃伤，诸经之气上逆"所致"周行脉痹"。在本书另外一则案例有言："周身气机皆阻，肺药颇投者，肺主一身之气化也。气舒则胃醒食进，不必见病治病。"该句很好地阐释了案5的遣方用药理论内涵。

案6患者阳明中气虚，湿流肢末成挛痹，药用补益中焦和祛湿通痹之药。

案7患者"初起停食"，病久则"阳不旋转"致痹，药用瓜蒌薤白白酒汤即可宣通阳气，其中瓜蒌又有通涤胃肠之效。

案8

陈六二，酒湿热气，气先入胆，湿著胃系，痰聚气窒，络血瘀痹，痛在脘，忽映少腹，气血交病。先和少阳阳明之阳，酒客恶甜，治以苦辛寒。土瓜蒌皮、半夏、枳实、川黄连、生姜。（《种福堂公选医案》）

本案患者饮酒致痰湿热气，湿著胃系，不通则脘痛；气先入胆，痰聚气窒，偶发少腹痛。痰湿热阻滞气分，络主血，气血交病致络血瘀痹，土瓜蒌皮、半夏、枳实、川黄连清湿热，理气滞，既治湿著胃系，又疗痰聚气窒，生姜、半夏、枳实辛以通络，共治"气血交病"。

案9

张，食进脘中难下，大便气塞不爽，肠中收痛，此为肠痹。大杏仁、枇杷叶、川郁金、土瓜蒌皮、山栀、香豉。（《临证指南医案·肠痹》）

患者"食进脘中难下，大便气塞不爽"说明肠间气滞，大便不畅。《丹溪心法·燥结》曰："若夫气不下降，而谷道难，噫逆泛满，必有其证矣。"大便不降则谷道难行，食入难下，腑气不通，不通则痛伴见"肠中收痛"。《本草纲目》记载："枇杷叶，治肺胃之病，大都取其下气之功耳。"选用枇杷叶降肺胃之气，行胃中积食，配伍辛开苦降诸药以开肺通肠，通则不痛。

（二）情志失宜致痹

1. 理论溯源

《素问·举痛论》记载"百病生于气也"，强调了情志失宜可导致多种疾病。关于情志致痹，《中藏经·论气痹》更为直接地指出："气痹者，愁忧思喜怒过多，则气结于上，久而不消则伤肺，肺伤则生气渐衰，则邪气愈胜，留于上则胸腹痹而不能食，注于下则腰脚重而不能行。"

《素问·举痛论》记载："悲则心系急，肺布叶举，而上焦不通，荣卫不散，热气在中，故气消矣。"刘完素在《素问玄机原病式》中指出："筋痿骨痹……悉由热气怫郁，玄府闭密而致，气液、血脉、荣卫、精神不能升降出入故也。"刘氏此说恰好与悲致"上焦不通，荣卫不散，热气在中"互相诠释，更好地诠释了悲可致痹。

《素问·痹论》言："淫气忧思，痹聚在心"，指出了忧思可导致心痹。《素问·五脏生成》曰："赤脉之至也喘而坚，诊曰有积气在中，时害于食，名曰心痹，得之外疾，思虑而心虚，故邪从之"，指出了思虑过度导致心虚而邪气侵袭阻滞。

2. 医案解析

案1

曹氏，肺痹，右肢麻，胁痛，咳逆喘急不得卧，二便不利，脘中痞胀。得之忧愁思虑，所以肺脏受病。宜开手太阴为治。紫菀、瓜蒌皮、杏仁、山栀、郁金汁、枳壳汁。(《临证指南医案·肺痹》)

案2

朱，情怀悒郁，五志热蒸。痰聚阻气，脘中窄隘不舒，胀及背部。上焦清阳欲结，治肺以展气化。务宜怡悦开怀，莫令郁痹绵延。鲜枇杷叶、杏仁、瓜蒌皮、郁金、半夏、姜汁、竹沥。(《临证指南医案·郁》)

案 3

吴氏，气血郁痹，久乃化热。女科八脉失调，渐有经阻瘕带诸疾。但先治其上，勿滋腻气机。黑山栀皮、炒黄川贝、枇杷叶、瓜蒌皮、杏仁、郁金、橘红。(《临证指南医案·郁》)

以上三则医案，均是情志失常致痹而兼具热象者，尽管症状各异，但治法基本相同，曹氏案"宜开手太阴为治"、朱案"治肺以展气化"、吴氏案"但先治其上，勿滋腻气机"。所以用药亦大同小异，基本以瓜蒌皮、杏仁、郁金、枇杷叶、栀子为主药，且喜用"鲜药"或"药汁"，既利于清热，也可滋阴。

曹氏案患者有"二便不利，脘中痞胀"，故加紫菀、枳壳；朱案因"痰聚阻气"故加竹沥、半夏；吴氏案因"经阻瘕带""勿滋腻气机"故加橘红、川贝母。三个案例对比，既反映了叶天士核心学术理论和规律性经验，也体现了叶天士用药之精当。

案 4

赵四四，郁勃日久，五志气火上升，胃气逆则脘闷不饥。肝阳上僭，风火凌窍，必旋晕咽痹。自觉冷者，非真寒也，皆气痹不通之象。"病能篇"以诸禁鼓栗属火，丹溪谓上升之气从肝胆相火，非无据矣。生地、阿胶、玄参、丹参、川斛、黑稆豆皮。(《临证指南医案·郁》)

叶天士治热入下焦和热入血分时，常用凉血滋阴药。本案患者咽痹，为"郁勃日久……肝阳上僭，风火凌窍"所致。用药以滋养阴液，凉血息风。值得注意的是，案中指出气痹可致真热假寒。

案5

张二九，经先期色变，肤腠刺痛无定所……由情怀少欢悦，多愁闷，郁则周行之气血不通，而脉络间亦致间断蒙痹。例以通剂。川芎、当归、肉桂、生艾、小茴、伏苓、生香附、南山楂。益母膏丸。（《临证指南医案·调经》）

案6

周十七，室女经水不调，先后非一，来期必先腹痛，较之平日为重，饮食大减……究脉察色，是居室易于郁怒，肝气偏横，胃先受戕。而奇经冲、任、跷、维诸脉，皆肝胃属隶，脉不循序流行，气血日加阻痹。失治，必结瘕聚疝瘕之累。南山楂、生香附、延胡、当归、青皮、三棱、蓬术、牛膝、川楝子、泽兰、肉桂、炒小茴。葱白汁丸。（《临证指南医案·调经》）

两案患者均为情志失常致痹，从描述上看病程均较长，血得温则行，得寒则凝，用药均有当归、肉桂、小茴香、生香附和南山楂等温通之品。不同之处，周十七案患者病久失治，"必结瘕聚疝瘕之累"，故加入了青皮、牛膝、三棱、莪术、川楝子和延胡索等破气导滞，活血破血之药。

案7

朱氏，脉弦右大，乳房刺痛，经阻半年。若遇劳怒，腹痛逆气上冲。此邪郁既久，少火化为壮火，气钝不循，胞脉遂痹。治以泄少阳，补太阴。气血流利，郁热可解。人参、柴胡、当归、白术、丹皮、甘草、茯苓。(《临证指南医案·郁》)

案8

华二三，郁伤肝脾，是因怀抱不畅，致气血不和。逍遥散减白术，加山楂、香附，不欲其守中，务在宣通气血耳。(《临证指南医案·调经》)

两案患者均为调和肝脾，两调气血，属和法。朱氏案患者已明确指出"此邪郁既久，少火化为壮火"，尽管如此，根据"泄少阳，补太阴。气血流利，郁热可解"，认为"气血不流利"是本，"郁热"是标。故"泄少阳，补太阴"为和法，属通痹治痿法之和通补法。用药为逍遥散加减亦是常见，不再赘述。值得注意的是，本案方药可治疗"胞脉痹"。华二三案采用"不欲其守中，务在宣通气血"的治法，为逍遥散加减法又一示例。

案9

曹四六，述去冬因恼怒食厚味，遂致不饥，嗳气脘痹，食物不下，视舌苔如粉，不渴饮，大便通调。议从太阴脾阳为寒痰浊气凝遏，辛温定法。厚朴、草果仁、姜汁、荜

芨、生益智仁、广皮白，此为情志饮食失调，亦可合而致痹。（《种福堂公选医案》）

本案患者病源于去年冬季恼怒食厚味，恼怒则气郁滞不通，厚味酿生痰浊，两因相合，遂致脘痹，停食嗳气，舌苔如粉。又逢冬季，遂致寒痰浊气凝遏太阴脾阳。该患者复诊时，二诊医案强调首诊时"用芳香辛温得效"。可知首诊用药辛温理气散寒，芳香化痰浊以通脘痹。

尽管案中指出患者大便通调，提示胃腑通畅，而脾阳对胃气的运行具有至关重要推动作用，所以脾阳不足易伴胃腑不畅。正如《临证指南医案·肿胀》指出："太阴不运，阳明愈钝。"《临证指南医案·脾胃》周四二案中亦指出："大凡脾阳宜动则运，温补极是，而守中及腻滞皆非，其通腑阳间佐用之。"本案患者寒痰浊气凝遏太阴脾阳，易致阳明胃不通，佐厚朴即有此意。

案10

唐，脉小涩，失血呕逆之后，脘中痞闷，纳谷䐜胀，小便短赤，大便七八日不通。此怒劳致气分逆乱，从肺痹主治。鲜枇杷叶、土瓜蒌皮、黑栀皮、郁金、杏仁、杜苏子、紫降香、钩藤。（《临证指南医案·肺痹》）

患者因怒劳气机逆乱痹阻肺气，以肺痹论治，用药为瓜蒌皮、杏仁、栀子、杏仁。其中"小便短赤，大便七八日不通"，以肝经有热，蕴结下焦所致，佐用钩藤、降香等疏肝清热、理气活血。

饮食不节与情志失常是致痹的两大内伤因素。治疗饮食失节致痹，陈皮、半夏和茯苓是运化中焦的基本方。热证时，佐以瓜蒌皮、杏仁、郁金、枇杷叶、淡豆豉等；寒证时，佐以干姜、厚朴、荜茇、枳壳、石斛、紫苏梗等。患者寒热不显或兼具者，采用和法，以基本方为主，灵活佐以上述药物。

治疗情志失常致痹。热证者，临床可据患者情况选用瓜蒌皮、杏仁、郁金、枇杷叶、栀子等为主宣展治上，或生地黄、阿胶、玄参、丹参、石斛等滋养治下两种治法。寒证者，选用当归、肉桂、小茴香、生香附和南山楂等温通之品。患者寒热不显或兼具者，采用和法，以逍遥散加减治疗。

（三）其他内伤致痹

根据叶天士辨治痹的医案，尚有烦劳太过致痹、营虚或血虚络涩致痹等情况，补录分析于下。

1. 烦劳太过致痹

案1

陈五四，劳动太过，阳气烦蒸，中年液衰风旋，周身痹痛。此非客邪，法宜两调阳明厥阴。黄芪、生白术、制首乌、当归、白蒺藜、黑穞豆皮。（《临证指南医案·痹》）

本案中明确指出"此非客邪"，即本案患者之痹由内伤而来。患者由于"劳动太过，阳气烦蒸"，正如《素问·生气通天论》所述："阳气者，烦劳则张"，强调了烦劳太过，阳气烦蒸，阴液亏虚可致痹。本篇附论中亦指出："肝胃虚滞而成痹者，两补厥阴阳明为治。"本案患者方药中，黄芪和白术健运中焦化生气血以绝病源，制首乌、当归和白蒺藜养血疏肝息风切中关键。

案 2

陈四二，烦劳，气火多升少降。喉中梗阻，痰出嗳气。凡酒肉皆助热，痰凝气分，上焦痹塞。枇杷叶、瓜蒌皮、降香末、杜苏子、黑栀皮、薏苡仁。(《种福堂公选医案》)

案 3

席，积劳气血凝遏，脘闷胁痹食减，治以宣通脉络。桃仁、当归须、郁金、柏子仁、小胡麻、桑叶。桑芽膏丸。(《种福堂公选医案》)

此两案为烦劳太过复加饮食不节致痹。《素问·生气通天论》指出："阳气者，烦劳则张。"案 2 患者由于烦劳导致气火上升，又遇酒肉助热，痰火阻痹上焦而发病。痹在上焦，药用枇杷叶、瓜蒌皮、黑栀皮等轻清之品，清上焦火，化上焦痰。药用降香末、杜苏子、薏苡仁疗上逆痰火，诸药合奏清火降逆、宽胸化痰通痹之功。

《素问·举痛论》载："劳则喘息汗出，外内皆越，故气耗矣。"案 3 患者积劳导致气血亏虚，进而气血凝滞，脘闷胁痹食减。本案患者在劳伤气血亏虚基础上出现气血凝滞不通，遂采用当归须、柏子仁、桃仁、郁金等辛润通络，郁金、桑叶凉血透热，以防气血凝遏，郁久化热，小胡麻通腑治疗脘闷食减。本案患者《金匮要略》大黄䗪虫丸证类似，亦用丸剂缓图。

2.营虚或血虚络涩致痹

王，辛香走窜，宣通经髓壅结气分之湿，有却病之能，无补虚之益。大凡药饵，先由中宫以布诸经，中焦为营气之本，营气失养，转旋目钝。然攻病必藉药气之偏，朝夕更改，岂是去疾务尽之道，另于暮夜进养营一帖。人参、茯苓、桂枝木、炙草、当归、炒白芍、南枣。(《临证指南医案·痹》)

本案强调"大凡药饵，先由中宫以布诸经"，提示治疗痹时若中焦亏虚或气滞，则以补益调理中焦为先导，以确保药物吸收而布散诸经，不可先用辛香走窜之品而通痹。该理念亦可推及其他疾病。

附论中指出："有血虚络涩，及营虚而成痹者，以养营养血为主。"本案患者正是附论中所言营虚者。以桂枝汤减生姜为主，加当归和人参径补营血以绝致痹之源，桂枝、当归和茯苓兼具通痹之效。

三、痿的概念

痿的本质是功能下降。痿之为言，"萎"也。"萎"者，象木之杪梢之萎垂形，而义谓木萎及草萎。盖人病筋肉弛缓枯细、肢体无力运动者，似此木死枯萎、枝杪下垂之状貌。"痿"表示的实际上是萎的一个引申义，所以古人用痿来替代"萎"表示枯萎之义。故古人即初以萎而称之，后把"萎"的"艹"换为"疒"，冠以病字符而字作"痿"矣。张子和在《儒门事亲·指风痹痿厥近世差玄说二》中指出"弱而不用者为痿"，此为痿的本质特征。弱而不用在肺则为肺痿，弱而不用在阴茎则为阳痿。

痿还有衰弱、枯萎、萎缩之义。《素问·奇病论》云："肾风而不能食，善惊，惊已心气痿者死。"此处为衰竭之义。《素问·脏气法时论》云："脾病者，身重，善肌肉痿"，孙一奎言"痿为痿弱，无力以运动"，此处为萎缩之义。

诸多文献中关于痿的记载和描述，均表明痿的本质为功能下降。

四、因痹致痿

众多医家将痹与痿鉴别开来，但痹与痿亦具有很强的关联性。

2015年年底，海昏侯刘贺墓主椁室中出土了装有半盒疑似虫草类样品的木质漆盒。中国工程院院士黄璐琦对新华社记者表示，他所在的科研团队经过3年研究发现，该样品为玄参科地黄属植物根的辅料炮制品，为中药地黄，是迄今发现的我国最早的中药炮制品实物。据《神农本草经》记载，地黄可以“逐血痹”“除痹”，但《汉书·武五子传》描述墓主刘贺“疾痿，步行不便”。地黄治痹，而海昏侯刘贺患病为痿。痹和痿是不同病证，《中医内科学》亦强调鉴别痹证和痿证，也就是说医书上记载的地黄功效主治与墓主刘贺所患疾病对不上，从文献角度似乎未能佐证上述考证。

笔者聚焦痹痿内涵及关系研究，据《素问·痿论》“痹而不仁，发为肉痿”和“发为肌痹，传为脉痿”等，结合临床提出“因痹致痿”病机及“通痹治痿”法，也就是说，生地黄可通过“逐血痹”“除痹”治疗刘贺“疾痿”，进一步证实黄璐琦院士的考证。

（一）“因痹致痿”病机

风、痹、痿和厥是《黄帝内经》四大症，痹痿关系一直为医家所关注。有医家注重鉴别，分述两病。例如，《医宗金鉴·杂病心法要诀》记载：“痿病足兮痹病身，仍在不疼痛里分。”有医家重视联系，合论痹痿。吴崑在《医方考·痿痹门》中将痿和痹合而论之，并指出："叙曰：痿、痹，二病也。今祥《内经》，亦有称痹为痿者，故合而为一。"

《素问·痿论》记载："悲哀太甚，则胞络绝，胞络绝则阳气内动，发则心下崩，数溲血也。故《本病》曰：大经空虚，发为肌痹，传为脉痿……有渐于湿，以水为事，若有所留，居处相湿，肌肉濡渍，痹而不仁，发为肉痿。故《下经》曰：肉痿者，得之湿地也。"汪石山在《读素问抄》中注解了此二句，"卫气盛，荣气微，故发为肌痹，行见肌痹后渐脉凑，故曰：传为脉痿""肉属于脾，脾气恶湿，湿著于内则卫气不荣，故为肉痿"。以上两段经文阐述了肌痹导致脉痿和湿痹导致肉痿的病机转化，充分证明痹可致痿。

《医学入门·外集》强调："痹久亦能成痿。"张锡纯在《医学衷中参西录·论肢体痿废之原因及治法》中指出："有谓风寒湿相并而为痹，痹之甚者即令人全体痿废。"《临证指南医案·痹》宋案中也记载了："此由湿痹之症失治，延为痿废沉疴矣。"马培之先生也认为，"湿邪逗留经络，气血无以流贯，是痹成痿之象"，湿邪痹久可导致痿。段玉裁在《说文解字注》中言："病两足不能相过曰痿……痿不能行……古多痿痹联言，因痹而痿也。"这些文献从理论上阐释了"因痹致痿"，为通痹治痿法奠定了理论依据。

"体痹用痿"是"因痹致痿"病机转化的具体形式不通为痹的本质。例如《临证指南医案·痹》附言中指出："其实痹者，闭而不通之谓也。"痿弱不用是痿的特征。张子和在《儒门事亲·指风痹痿厥近世差玄说二》中指出："弱而不用者为痿。"中医学常将人体高度分为体和用，痹（不通）更多是"物质"闭塞，痿（痿弱不用）更多是功能减退，概括为"体痹用痿"，体痹是痹痿的病因，用痿是体痹的病机发展转归。"体痹用痿"既是"因痹致痿"病机的具体体现，也是"因痹致痿"病机转化的具体途径。

阳虚或热盛在病机转化中发挥重要作用，热盛尤为关键，概括为"体痹–热/寒–用痿"，是"因痹致痿"病机转化的具体路径。

热盛在"因痹致痿"病机转化中具有关键作用。《素问·痹论》记载："凡痹之类，逢寒则急，逢热则纵。"黄元御在《素问悬解》中对此句注释："逢热则纵，纵则不痛，其不痛者，筋脉松和而舒缓也。"《素问·痿论》记载："宗筋弛纵，发为筋痿"，张志聪在《黄帝内经素问集注》中对此句注释："如逢吾身之阴寒，则如虫行皮肤之中，逢吾身之阳热，则筋骨并皆放纵"。《说文解字》指出："纵，缓也。"文献表明，热盛在"因痹致痿"病机转化中具有关键作用。

《临证指南医案》也强调了热盛在因痹致痿病机转化中的作用。《临证指南医案·痹》和《临证指南医案·痿》中共有9则痹痿同治的医案，其中8位患者痹致痿中有热盛。例如，《临证指南医案·痹》吴氏案中指出："风湿化热，蒸于经络，周身痹痛，舌干咽燥。津液不得升降，营卫不肯宣通，怕延中痿。"《临证指南医案·痿》吴二十案亦记载："雨湿泛潮外来，水谷聚湿内起，两因相凑，经脉为痹。始病继以疮痍，渐致痿软筋弛，气隧不用。湿虽阻气，而热蒸烁及筋骨，久延废弃有诸。"此外，《种福堂公选医案》顾四八案中指出："凡寒湿痹，久则变热，六气客邪，悉从火化"，表明寒湿痹也可热化而发展为痿。

尽管热盛具有关键作用，但是素体阳虚也在因痹致痿中具有一定影响，对此不能忽视。例如，《临证指南医案·痹》杜三三案中，该患者因"经脉受伤，阳气不为护持"出现"今痹痛全止，行走痿弱无力"。某十五案中，该患者因阳虚湿痹，痹愈后出现下焦无力，采用斡旋其阳治疗。

（二）阳痿"体痹用痿，因痹致痿"

勃起功能障碍是指阴茎持续不能达到或维持足够的勃起以获得满意的性生活，中医称为阳痿，首载于《黄帝内经》。《素问·痿论》称为"宗筋弛纵""筋痿"。西地那非等 5 型磷酸二酯酶抑制剂，俗称"伟哥"，是西医治疗勃起功能障碍的一线药物，起效快，效果明显，因此受到广大患者欢迎。但是，勃起是依赖大脑广泛功能区域，集认知、情绪及生理活动为一体，涉及多系统的动态性反应过程，属神经内分泌调节下的血管活动。磷酸二酯酶 5 抑制剂作用靶点单一，无法参与勃起的复杂过程，存在停药后病情反复。据统计，全世界每年有超过 1.5 亿人在使用该药物，但是它也有头痛、头晕、潮红、眼花、呕吐、低血压等副作用，使用受到了一定程度的限制。

阳痿是中医的优势病种之一，中医药治疗阳痿具有特色，常常从肝郁、肾虚、血瘀、湿热等方面论治，如国医大师王琦等从肝郁论治，首都国医名师李曰庆等从肝郁肾虚论治等。笔者基于《黄帝内经》等著述与临床实践，凝练提出了"因痹致痿"病机与"通痹治痿"法，用于阳痿等疾病的临床诊治，取得了较好的临床疗效，说明本思路贴合阳痿临床治疗实际，值得阐发与持续探索。

中医病名多数依主症而定，阳痿即是如此，以阴茎之用而言，本病确属"痿论"范畴，但就阴茎之体而言，本病属痹，是体痹而用废，因痹致痿，可概括为"体痹用痿，因痹致痿"。宗筋属下焦，易受风寒湿等阴邪侵袭，闭而不通而发"体痹"。上焦阳虚，下焦阴邪上逆而发"胸痹"等上焦痹阻，阴邪上逆的同时，仍可凝滞本位气血，而生"体痹"。

《素问·痹论》曰："帝曰：善。痹或痛，或不痛，或不仁，或寒，或热，或燥，或湿，其故何也？岐伯曰：痛者，寒气多也，有寒故痛也。其不痛不仁者，病久入深，营卫之行涩，经络时疏，故不痛；皮肤不营，故为不仁。"营卫之行涩滞，皮肤不得营养，故皮肤麻木、感觉下降。对于阴茎之体,"体痹"则易致气血不至,体痹不仁,感觉下降,勃起反应速度减慢或晨勃不佳,甚则痿而不举。此为阳痿"因痹致痿"其一。

热邪在阴茎"因痹致痿"中发挥着重要作用。《素问·痹论》曰:"凡痹之类,逢寒则急,逢热则纵。"黄元御在《素问悬解》中对此注释:"逢热则纵,纵则不痛,其不痛者,筋脉松和而舒缓也。"痹久生热或感热邪,致宗筋松弛,则阴茎坚而不久,甚则痿而不举。此为阳痿"因痹致痿"其二。鉴于热邪在"因痹致痿"病机演变中的作用,关注温病学家叶天士辨治痹痿医案,希冀完善该病机治法的方药。

第二节　通痹治痿法

基于"因痹致痿"病机,确定了通痹治痿法。分析叶天士痹痿医案,通过理论研究和临床实践,提炼为清通补法、温通补法和和(平)通补法等通痹治痿三法。"通"为"三法"核心,清、和及温是"通"痹手段,"补"为径直治痿之法。故本节以叶天士"通痹治痿"医案为示范,参合笔者临床实践,阐释通痹治痿三法。但需要注意的是,通痹治痿三法的方药不限于叶天士医案所载,笔者在后面整理了经典药学著作《神农本草经》及其辑注本所载的治疗痹和痿的中药,以丰富方药内容，便于临床参考。

一、清通补法

由于热盛在"因痹致痿"病机转化中具有关键作用，清通补法治痹痿具有重要意义。根据叶天士痹痿医案，此法含清利湿热以通痹治痿和凉血活血以通痹治痿两法。

（一）清利湿热以通痹治痿

1. 叶天士医案

案 1

吴氏，风湿化热，蒸于经络，周身痹痛，舌干咽燥。津液不得升降，营卫不肯宣通，怕延中痿。生石膏、杏仁、川桂枝、苡仁、木防己。(《临证指南医案·痹》)

案 2

吴二十，雨湿泛潮外来，水谷聚湿内起，两因相凑，经脉为痹。始病继以疮痏，渐致痿软筋弛，气隧不用。湿虽阻气，而热蒸烁及筋骨，久延废弃有诸。大豆黄卷、飞滑石、杏仁、通草、木防己。(《临证指南医案·痿》)

两案患者均是湿痹蕴久化热，久成痹痿。两则案例采用的药物分别是生石膏、杏仁、川桂枝、薏苡仁、木防己和大豆黄卷、飞滑石、杏仁、通草、木防己。根据《临证指南医案·痹》，两患者方药均属于叶天士所谓"议用仲景木防己汤法"和"仿仲景木防己汤法"。此治法和方药也可视为吴鞠通《温病条辨》中治疗暑湿痹的加减木防己汤（防己、桂枝、石膏、杏仁、滑石、白通草、薏仁）的源头。此类痹痿患者及病机，临证可采用清热利湿通痹治之。

2.笔者验案举隅

案 1

患者某，女，45岁。2017年8月20日初诊。

主诉：周期性全身乏力10年。现病史：患者长期居住于地下室，10年前开始出现每间隔3个月便全身乏力，卧床不起，因强行独自行走而跌倒致骨折。10年来一直如此，痛苦不堪，曾就诊多家医院，各项检查均无异常。就诊前，本年度3月至5月已发生全身乏力等症，按照规律9月即会发生此症。现患者背痛如有气窜。

舌脉：舌略红，苔黄略厚，脉弦滑数。

中医诊断：痿证。

治法：通痹治痿法，具体采用清利湿热以通痹治痿。

处方：防己10g，生石膏15g，苦杏仁10g，茯苓30g，生薏苡仁30g，蚕沙10g，独活10g，炙甘草6g。14剂，水煎服，日1剂，早晚各1次。

二诊：2017年10月15日。

服药后，自己续服14剂。截至就诊时，未发生全身乏力。背不痛，无气窜感，但觉背沉。治疗同前。

三诊：2017 年 12 月 24 日。

以前法加减治疗至此日，患者述背沉减轻 90%，近 1 周有全身乏力先兆，心烦，失眠，入睡困难。与之前发作时相比，无困乏感，心烦较重。按规律应于 9 月发病，经治疗，于 2017 年 12 月 24 日出现乏力，但较之前减轻。守方治之。

处方：防己 6g，生石膏 10g，通草 10g，生薏苡仁 15g，独活 6g，生白术 10g，仙鹤草 30g，蒺藜 30g，菊花 10g。7 剂，水煎服，日 1 剂，早晚各 1 次。

四诊：2018 年 1 月 21 日。

心烦减轻，入睡困难减轻，15 分钟即可入睡，乏力减轻。守方随症加减，春节期间停药 1 个月。

截至 2018 年 5 月 13 日，患者未发生全身乏力和卧床不起之症。

按语：本案患者长期居住于地下室，容易遭受湿邪侵袭，湿邪久郁则化热，患者舌略红，苔黄略厚，脉弦滑数，即是明证。脾主四肢肌肉，湿热困脾则四肢与肌肉活动受限，故出现全身乏力。治以清热利湿通痹。处方组成为防己 10g，生石膏 15g，苦杏仁 10g，茯苓 30g，生薏苡仁 30g，蚕沙 10g，独活 10g，炙甘草 6g，有吴鞠通加减木防己汤之意。加茯苓、蚕沙健脾利湿，舒筋活络，独活可外散湿邪，炙甘草调和诸药。

案 2

患者某，男，37 岁。2018 年 4 月 1 日初诊。

主诉：痿而不举 1 年余。现病史：1 年前发生痿而不举，不能纳入阴道，双侧阴茎深动脉舒张期流速大于 5cm/s。左侧 PSV（峰值收缩期血流速度）41cm/s，EDV（收缩期末血流速度）7cm/s，RI（动脉的阻力指数）0.84；右侧 PSV 33cm/s，EDV 7cm/s，RI 0.8。

舌脉：舌红，苔黄，脉弦滑数。

西医诊断：勃起功能障碍。

中医诊断：阳痿。

治法：通痹治痿法，具体采用清利湿热以通痹治痿。

处方：防己 10g，苦杏仁 10g，生石膏 10g，生薏苡仁 30g，瓜蒌皮 15g，郁金 10g，玄参 6g，丹参 10g。14 剂，水煎服，日 1 剂，早晚分服。

二诊：2018 年 4 月 15 日。

与就诊前比较，勃起功能改善 50%，2 周内成功完成了 2 次性生活。效不更方，守方治疗。

按语：《临证指南医案·痹》宋案记载："湿热混处血络之中，搜逐甚难。此由湿痹之症失治，延为痿废沉疴矣。"本篇亦记载："初病湿热在经，久则瘀热入络。"所以，清热利湿以通痹治痿法常需佐以凉血法或活血法。本案郁金、玄参和丹参即是此意。

（二）凉血活血以通痹治痿

1. 叶天士医案

案1

某，初病湿热在经，久则瘀热入络。脓疡日多未已，渐而筋骨疼痛。《金匮》云：经热则痹，络热则痿。数年宿病，勿事速攻。夜服蒺藜丸。午服：犀角、玄参、连翘心、野赤豆皮、细生地、丹参、姜黄、桑枝。（《临证指南医案·痹》）

案2

某案，仲景以经热则痹，络热则痿。今痹痛多日，脉中筋急，热入阴分血中，致下焦为甚。所谓上焦属气，下焦属血耳。柏子仁、当归、丹皮、钩藤、川斛、沙苑。（《临证指南医案·痹》）

以上痹致痿的两则案例，清热凉血活血为主要治法，佐以连翘、桑枝、钩藤等透热之品和石斛、沙苑等补益下焦真阴之品。

2. 笔者验案举隅

案

患者某，男，38岁。2018年3月4日初诊。

主诉：举而不坚，坚而不久6个月。现病史：患者婚后1年，有规律性生活，6个月前发生勃起硬度下降，中途疲软。头晕、脚凉，两症常同时发生。

舌脉：舌红苔可，两关脉旺。

西医诊断：勃起功能障碍。

中医诊断：阳痿。

治法：通痹治痿法，具体采用凉血活血以通痹治痿法。

处方：蒺藜 30g，羚羊角粉 0.6g，牡丹皮 10g，丹参 10g，生地黄 10g，玄参 10g，桑枝 15g，姜黄 6g，连翘 10g。14 剂，水煎服，日 1 剂，早晚各 1 次。

二诊：2018 年 3 月 18 日。

脚凉和头晕基本痊愈。晨勃硬度增加，自觉效佳，但未尝试性生活。舌红苔可，脉两关旺。

处方：柴胡 10g，白芍 10g，枳实 10g，炙甘草 6g，牡丹皮 10g，桑叶 10g，紫草 20g，陈皮 15g。14 剂，水煎服，日 1 剂，早晚各 1 次。

三诊：2018 年 4 月 1 日。

2 周成功完成了 5 次性生活，治愈停药。

按语：根据患者主诉和舌脉特点，本案可采用疏肝柔肝、凉血活血以通痹治痿，用药仿叶天士医案而来。桑枝、姜黄和连翘是清透郁热的常用"角药"。牡丹皮和桑叶是常用的清透胆腑郁热之对药。其头晕与脚凉，皆为血脉不通外现的征象，血脉流通则愈。

二、温通补法

1. 叶天士医案

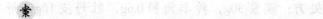

杜三三……大凡邪中于经为痹，邪中于络为痿。今痹痛全止，行走痿弱无力。经脉受伤，阳气不为护持，法当温养通补。经旨春夏养阳，重在扶培生气耳。黄芪、茯苓、生白术、炙甘草、淡苁蓉、当归、牛膝、仙灵脾、虎骨胶、金毛狗脊，胶膏为丸。（《临证指南医案·痹》）

本患者首诊时未有阳虚病机，采取桂枝、杏仁、滑石、石膏、川革薢、汉防己、薏苡仁和通草治疗。第二诊时"周身汗出。阳泄已多，岂可再用苦辛以伤阳泄气乎？《内经》以筋缓为阳明脉虚，当宗此旨。黄芪、防风、白术、茯苓、炙草、桂枝、当归、白芍、苡仁"。

与第三诊比较，二诊时未明确患者"痹痛全止"。故二诊时，病机当在由痹向痿转化过程中。本篇记载："考古圣治痿痹，独取阳明"。故二诊时以通补阳明法治之。第三诊时，患者已"痹痛全止"，痿由痹来，通痹治痿，所采取的方药仍保持了二诊时的黄芪、茯苓、生白术、当归和炙甘草。《叶天士晚年方案真本》中指出："此痿症也……虑虚其阳，固护卫阳，仍有攻邪，仍有宣通之用。"可见治痿勿忘宣通治痹，故第三诊时加入了治疗寒湿痹证的金毛狗脊。

2. 笔者验案举隅

患者某，男，31 岁。2017 年 12 月 17 日初诊。

主诉：勃起不佳 3 个月。现病史：欲行房事时，勃起反应速度下降，不能很快勃起。性生活后或走路多或站久后睾丸隐痛。乏力，怕冷，手脚凉，自汗，牙齿脱落，现均是义齿。患者因睾丸扭转，已将左侧睾丸切除。

舌脉：舌淡苔可，脉细弱。

西医诊断：勃起功能障碍。

中医诊断：阳痿。

治法：通痹治痿法，具体采用温通补法。

处方：熟地黄 20g，山药 15g，山茱萸 10g，牡丹皮 10g，泽泻 10g，茯苓 20g，桂枝 3g，肉桂 6g，黑顺片 6g（先煎），肉苁蓉 10g，淫羊藿 10g，狗脊 10g。14 剂，水煎，日 1 剂，早晚各服 1 次。

二诊：2018 年 1 月 14 日。

自述射精后阴囊隐痛减轻 30%，他症如前。继服 14 剂。

三诊：2018 年 1 月 28 日。

勃起功能改善。自述射精后无阴囊隐痛，走路多时阴囊隐痛减轻 50%，易乏力减轻 80%。以此方加减治疗 2 个月，病愈停药。

按语：该案患者临床表现和病机与杜三三案较为相近，适合采用温养通补法治疗。以金匮肾气丸为主方，佐以杜三三案中肉苁蓉、淫羊藿、狗脊以通痹治痿。

三、和（平）通补法

1. 叶天士医案

临证常见寒热错杂，虚实夹杂的患者，无法采用单一清通补法和温通补法治疗。此时，常常将两法相合，以切中复杂病机，遣方用药包括寒热补泻，以下 3 个叶氏医案可见一斑。

案 1

宋……考古圣治痿痹，独取阳明，惟通则留邪可拔耳。鹿角霜、生白术、桂枝、茯苓、抚芎、归须、白蒺藜、黄菊花。（《临证指南医案·痹》）

案 2

沈……是病后宜薄味，使阳明气爽，斯清阳流行不息，肢节脉络舒通，而痹痿之根尽拔。至若温补而图速攻。又非壮盛所宜。人参、茯苓、半夏、广皮、生於术、枳实、川连、泽泻，竹沥、姜汁法丸。暮服蒺藜丸。（《临证指南医案·痹》）

案 3

洪四三，湿盛生热生痰，渐有痿痹之状。乃阳明经隧为壅……今有痛处，治在气分。生於术三钱、生黄芪三钱、片

姜黄一钱、川羌活一钱、半夏一钱、防风五分，加桑枝五钱。（《临证指南医案·痹》）

以上均是叶天士通痹治痿的案例，用药基本补泻寒热并用。此外，临床实践体会，亦可采用平通补法治疗，常以甘麦大枣汤加味或玉女煎加味治之。

2. 笔者验案举隅

案 1

患者某，男，36 岁。2017 年 2 月 26 日初诊。

主诉：勃起不坚 6 个月。现病史：患者性生活时勃起不坚，中途易疲软，1 周尝试 1 次性生活，成功概率 1/3。腰酸疼 4 个月，久坐加重，活动减轻。

舌脉：舌淡，苔薄白，左脉弦细，右脉细缓。

西医诊断：勃起功能障碍。

中医诊断：阳痿。

治法：通痹治痿，具体采用和通补法。

处方：生黄芪 30g，生白术 10g，羌活 10g，防风 10g，当归 10g，白芍 10g，茯苓 30g，生甘草 6g，乌药 6g。7 剂，日 1 剂，早晚各服 1 次。

二诊：2018 年 3 月 5 日。

腰酸疼无。本周未进行性生活。守方续服 14 剂。

三诊：2018 年 3 月 19 日。

腰酸疼仍无。勃起功能改善。舌中间苔略微黄，两边略微少苔。脉右关旺，左弦数。上方加生薏苡仁 30g。

四诊：2018 年 4 月 2 日。

勃起功能改善，1 周 2～3 次性生活均成功。腰酸疼无。舌质红，苔可。左脉弦，右关旺。上方加丹参 10g，火麻仁 15g，百合 10g。

五诊：2018 年 4 月 9 日。

本周 2 次性生活均成功。病愈停药。

按语：患者阳痿，舌淡，苔薄白，左脉弦细，右脉细缓，其主要病机为气血痹阻，寒热不显。用黄芪、白术、当归、白芍通气血之痹。腰酸疼久坐加重，活动减轻，为湿邪痹阻腰部，活动后气血运行加强，湿邪随之消散则腰酸痛缓解，用乌药散寒湿行气血。二诊用药如前。三诊，患者脉关旺，加薏苡仁清热通痹。四诊患者舌红，为血分有热象，舌脉均为实证表现，提示气血得复，丹参、火麻仁清热并助血运行。其后患者进行 2 次性生活满意，病愈停药。

案 2

患者某，男，32 岁。2018 年 4 月 1 日初诊。

主诉：痿而不举 3 个月。现病史：患者婚后 1 年，具有规律性生活，3 个月前发生欲行房事时，勃起速度下降，甚则痿而不举。易紧张。

舌脉：舌淡苔可，脉弦。

西医诊断：勃起功能障碍。

中医诊断：阳痿。

治法：通痹治痿，具体采用平通补法。

处方：陈皮 10g，白芍 10g，炙甘草 10g，小麦 30g，大枣 10g，蒺藜 30g，当归 10g。14 剂，水煎，日 1 剂，早晚各服 1 次。

二诊：2018 年 4 月 15 日。

欲行房事，勃起速度加快。夜间和晨间勃起硬度增加。服药期间 2 次性生活均成功满意。病愈停药。

按语分析：患者症状无明显寒热偏性，脉弦，为肝郁之象。陈皮、白芍通气血痹，以甘麦大枣汤法舒畅情志，加炒蒺藜可"泻湿驱风"，条达肝气，当归养肝之体而通肝之痹，同时增强通痹之功。二诊效显，守方续服。

第三节 《神农本草经》"痹"和
"痿"中药梳理

《神农本草经》是我国现存最早的药学专著，反映了东汉以前的药物学成就，对中药学的发展奠定了基础和树立了范式。笔者以"因痹致痿"病机和"通痹治痿"法为指导，秉承"医药圆融"理念，以药物的四气五味、归经、升降浮沉等基本属性为依据，以"通痹治痿"三法为分类统筹，以顾观光辑《神农本草经》为主，参考缪希雍《神农本草经疏》，张志聪、高世栻《本草崇原》，张璐《本经逢原》，徐大椿《神农本草经百种录》，陈修园《神农本草经读》，皇甫嵩《本草发明》，邹澍《本经疏证》，姚球《本草经解》等8本《神农本草经》辑注本，以"痹""痿""风湿""历节痛"等为关键词，整理上述书籍中的治痹痿功效药物。其中，上品33种、中品29种、下品21种，共计83种，依据《中药学》（《中国中医药出版社》新世纪第四版）从83种治痹药物及8种治痿药物中共筛选出现代常用中药54种。

一、《神农本草经》常用治疗痹和痿的药物

（一）上品

1. 王不留行

味苦，平。主金创，止血逐痛，出刺，除风痹内寒。久服轻身耐老，增寿。生山谷。

诸家注释梗概：

《神农本草经疏》：苦能泄，辛能散，甘入血，温能行，故……除风痹。

《本经逢原》：其性走而不守。

《本草发明》：风痹，风痉内寒……其治风毒、通血脉之

功见矣。

《本经疏证》：血流于脉，风阻之为风痹，内塞血不流畅，血中之气内薄为心烦，能治之者，亦总由血分通顺，故并克取效也。

2. 防风

味甘，温，无毒。主大风，头眩痛，恶风，风邪，目盲无所见，风行周身，骨节疼痹，烦满。久服轻身。一名铜芸。生川泽。

诸家注释梗概：

《神农本草经疏》：防风治风通用，升发而能散，故主……周身骨节疼痹……风、寒、湿三者合而成痹，祛风燥湿，故主痹也。

《本草崇原》：风邪行于周身，甚至骨节疼痛，而防风亦能治之。

《本经逢原》：治风祛湿之仙药，以风能胜湿也……及周身痹痛。

《神农本草经百种录》：风邪风病无不治也……风行周身，风在偏体也。骨节疼痛，风在筋骨也。

《神农本草经读》：骨节疼痛者，关节之风也；身重者，病风而不能捷也。防风之甘温发散，可以统主之。

《本草发明》：风行周身，骨节疼痹……可见治风通用矣。

《本经疏证》：夫营行脉中，每患于湿，以为血病。血病则邪气恶血住留，住留则伤经络，经络伤则不能行血气，营阴阳，故患为诸痹……防风通阳中之阴，即除湿以绝风之源。此所以无间久新之百节痛风，及骨节痛，烦满，由于风行周身者，均可分析治之矣。

《本草经解》：主……风行周身，骨节疼痹。

3. 龟甲

味咸、平。主漏下赤白，破癥瘕，疟痎，五痔，阴蚀，湿痹，四肢重弱，小儿囟不合。久服轻身不饥。一名神屋。生池泽。

诸家注释梗概：

《神农本草经疏》：湿痹四肢重弱，亦肾阴虚而邪气易犯……此药补肾家之真阴，则火气自降而寒热邪气俱除矣。

《本草崇原》：湿痹四肢重弱者，因湿成痹，以致四肢重弱。龟居水中，性能胜湿……故湿痹而四肢之重弱可治也。

《本经逢原》：阴蚀湿痹，重着，皆秦龟之功用，以能入脾经治风湿也。

《神农本草经读》：龟甲性寒以除其热，气平以消其湿也。脾主四肢，因湿成痹以致重弱，龟居水中，性能胜湿，甲属甲胄，质主坚强，故能健其四肢也。

《本草发明》：……湿痹瘫缓。

《本经疏证》：湿痹四肢重弱，非中外病之相应乎？此《本经》之所胪也。

《本草经解》：龟甲阴寒可以清热，气平可以利湿，所以主之也。

4. 漏芦

味苦咸，寒。主皮肤热，恶创，疽痔，湿痹，下乳汁。久服轻身益气，耳目聪明，不老延年。一名野兰。生山谷。

诸家注释梗概：

《神农本草经疏》：故无毒，苦能下泄，咸能软坚，寒能除热……寒而通利之药也，故主……湿痹。

《本经逢原》：盖咸能软坚，寒能解毒，故服之必大便作泻，使邪从下而出也。

《本草发明》：活血滋阴……通经脉。

《本经疏证》：在筋节则为痹痛拘缓……藉气之蒸出，足以透达其湿，性之耗散，足以消除其热矣。

5. 车前子

味甘，寒，无毒。主气癃，止痛，利水道小便，除湿痹。久服轻身耐老。一名当道。生平泽。

诸家注释梗概：

《神农本草经疏》：小便利则湿去，湿去则痹除。

《本草崇原》：土气营运，则湿邪自散，故除湿痹。

《本经逢原》：车前专通气化，行水道，疏利膀胱……小便利则湿去，湿去则痹除。

《神农本草经百种录》：除湿痹。湿必由膀胱出，下焦利则湿气除。

《神农本草经读》：土气行则湿邪散，湿邪散则湿痹自除矣。

《本草发明》：故本草主……除湿痹……皆通利水道之力也。

《本经疏证》：特水流气顺则下益于精，血荡水随，系上酿有火，故子之治非特气癃而痛，水道不利而溺涩，因湿而痹者可除。

《本草经解》：益脾利水。则湿下逐，故又除湿痹也。

6. 蔓荆实（子）

味苦，微寒。主筋骨间寒热痹，拘挛，明目坚齿，利九窍，去白虫。久服轻身耐老。小荆实亦等。生山谷。

诸家注释梗概：

《神农本草经疏》：此药味辛气温，入二脏而散风寒湿之邪，则诸证悉除矣。

《本草崇原》：主治筋骨间寒热者，太阳主筋病，少阴主骨病，治太阳、少阴之寒热也。湿痹拘挛，湿伤筋骨也。

《本经逢原》：蔓荆子入足太阳，体轻而浮，故治筋骨间寒热湿痹拘急。

《本草发明》：又主……湿痹拘挛……此等候皆诸经血热而风淫所致也，此能凉之、散之，则以上诸风悉去矣。

《本经疏证》：筋骨间寒热而为湿痹拘挛，其邪定聚于关节，欲去关节间寒热与湿，一当使行，一当使散，蔓荆实盖均有焉。

《本草经解》：蔓荆寒可清热，苦可燥湿，湿热攘，则寒热退而拘挛愈矣。

7. 酸枣（仁）

味酸，平。主心腹寒热，邪结气聚，四肢酸疼，湿痹。久服安五脏，轻身延年。生川泽。

诸家注释梗概：

《神农本草经疏》：其主心腹寒热，邪结气聚，及四肢酸疼湿痹者，皆脾虚受邪之病，脾主四肢故也。

《本草崇原》：火气不温于肌肉，则周身湿痹。枣仁禀火土之气化，故四肢酸痛，周身湿痹可治也。

《本经逢原》：酸枣本酸而性收，其仁则甘润而性温，能散肝胆二经之滞。故《本经》治心腹寒热，邪气结聚酸痛，血痹等证。

《本草发明》：四肢酸疼湿痹……皆发自心脾，五脏不安之候也。心脾血足，五脏气安，则诸症皆调矣。

《本经疏证》：酸枣主四肢酸疼湿痹，是鼓其经气，使其转接之间，留着解散。

《本草经解》：酸痛湿痹，风湿在厥阴络也。枣仁味酸益血，血行风息，气平益肺，肺理湿行，所以主之也。

8. 鸡头实（芡实）

味甘，平。主湿痹，腰脊膝痛，补中，除暴疾，益精气，强志，令耳目聪明。久服轻身不饥，耐老，神仙。一名雁喙实。生池泽。

诸家注释梗概：

《神农本草经疏》：脾主四肢，足居于下，多为湿所侵，以致腰脊膝痛而成痹。脾气得补，则湿自不容留，前证皆除矣。

《本草崇原》：主治湿痹者，阳明之上，燥气治之也。

《本经逢原》：芡生水中而能益脾利湿。

《神农本草经百种录》：主湿痹，腰脊膝痛，下焦湿痰之疾。脾恶湿而肾恶燥，鸡头虽生水中，而淡渗甘香，则不伤于湿。

《神农本草经读》：味甘、平。主湿痹，腰脊膝痛。

《本草发明》：芡实，脾肺二经药，故主湿痹。

《本经疏证》：乃芡者偏能共水外之阳，嘘吸以钟生趣，故主为湿痹。

《本草经解》：脾为湿土而统血，湿邪伤于下，则走腰脊膝，致血泣而成痹，芡实甘平，则益脾肺，肺通水道则湿行，脾和则血活，而痹者瘳矣。

9. 菖蒲

味辛，温。主风寒湿痹，咳逆上气，开心孔，补五脏，通九窍，明耳目，出声音。久服轻身，不忘，不迷惑，延年。一名昌阳。生池泽。

诸家注释梗概：

《神农本草经疏》：盖苦可燥湿，温能辟寒，辛可散结，风寒湿三者合而成痹，去此三邪痹自愈矣。

《本草崇原》：主治风寒湿痹，咳逆上气者，太阳之气，上与肺气相合而出于肌表也。

《本经逢原》：首言治风寒湿痹，是取其辛温，并发脾气之力。

《神农本草经百种录》：菖蒲能于水石中横行四达，辛烈芳香，则其气之盛可知，故入于人身，亦能不为湿滞痰涎所阻。

《神农本草经读》：其主风寒湿痹、咳逆上气者，从肺驱邪以解表也。

《本草发明》：又疗风寒湿痹难屈伸……更长于治风湿，乃辛温散气之兼功也。

《本经疏证》：其气芳烈味辛温……灵明畅而气条达，气条达而水流通……更何忧乎风寒湿痹中之咳逆上气哉！

《本草经解》：风寒湿三者合而成痹。痹则气血俱闭……气温能行。味辛能润，所以主之也。

10. 薏苡仁

味甘，微寒。主筋急拘挛，不可屈伸，风湿痹，下气。

久服轻身益气。其根下三虫，一名解蠡。生平泽及田野。

诸家注释梗概：

《神农本草经疏》：此药性燥能除湿，味甘能入脾补脾，兼淡能渗泄，故主筋急拘挛，不可屈伸及风湿痹。

《本草崇原》：金能制风，土能胜湿，故治久风湿痹。

《本经逢原》：为下引又能利筋祛湿，故《本经》治久风湿痹，拘急不可屈伸之病。

《神农本草经百种录》：舒筋除湿中虚，故又能通降湿热使下行。盖凡筋急痹痛等疾，皆痿证之类。

《神农本草经读》：金能制风，土能胜湿，故治以上诸证。

《本草发明》：本草专主除湿健脾，不及于肺，然益肺之功在其中矣，故本草主风湿痹。

《本经疏证》：惟筋急拘挛不能屈伸之属于久风湿痹者……薏苡是治久风湿痹。

《本草经解》：所以手足麻木而湿痹生焉。苡仁甘寒，其主之者。

11. 菊花

味苦，平。主风头眩肿痛，目欲脱，泪出，皮肤死肌，恶风湿痹。久服利血气，轻身，耐老延年。一名节华。生川泽及田野。

诸家注释梗概：

《神农本草经疏》：恶风湿痹者，诸风掉眩皆属肝木。

《本草崇原》：皮肤死肌，恶风湿痹，言感恶风湿邪而成风湿之痹证，则为皮肤死肌。菊禀金气，而治皮肤之风，兼得阳明土气，而治肌肉之湿也。

《本经逢原》：其治恶风湿痹者，以其能清利血脉之邪，而痹湿得以开泄也。

《神农本草经百种录》：恶风湿痹，驱风散湿。

《神农本草经读》：凡芳香之物，皆能治目、肌表之疾。

《本草发明》：又治皮肤死肌、恶风湿痹。

《本经疏证》：菊之苗，烈日暴之则萎，潦水渍之则萎，最喜风为之疏荡，湿为之滋养，则谓能使风与湿之相侵者反成相养不可欤！此《本经》主恶风湿痹之义也。

《本草经解》：其主恶风湿痹者，风湿成痹，风统于肝，甘菊气平，有平肝之功，味苦有燥湿之力也。

12. 柏实（柏子仁）

味甘，平。主惊悸，安五脏，益气，除风湿痹。久服令人悦泽美色，耳目聪明，不饥不老，轻身延年。生山谷。

诸家注释梗概：

《神农本草经疏》：惟除风湿痹之功，非润药所能，当是叶之能事耳。

《本草崇原》：土气内充，故益气，除风湿。

《本经逢原》：《本经》言除风湿者，以其性燥也。

《神农本草经百种录》：除风湿痹，得秋金之令能燥湿平肝也。

《神农本草经读》：除风湿痹。得秋金之令，能燥湿平肝也。

《本草发明》：气血益则风湿痹、历节痛、头风、腰痛等症悉除。

《本经疏证》：柏仁味甘益脾血，血行风息而脾健运，湿亦下逐矣。

《本草经解》：治风先治血，血行风自灭。柏仁味甘益脾血。血行风息而脾健运，湿亦下逐矣，盖太阴乃湿土之经也。

13. 细辛

味辛，温。主咳逆，头痛脑动，百节拘挛，风湿痹痛，死肌。久服明目，利九窍，轻身长年。一名小辛。生山谷。

诸家注释梗概：

《神农本草经疏》：其味辛温而无毒……辛则横走温则发散……故主……风湿痹痛。

《本草崇原》：百节拘挛，致有风湿相侵之痹痛。风湿相侵，伤其肌腠，故曰死肌，而细辛皆能治之。

《本经逢原》：诸风药用之治风湿痹痛……取辛以散结而开经脉窍隧之邪也。

《神农本草经百种录》：此以气为治也，凡药香者，皆能疏散风邪。细辛气盛而味烈，其疏散之力更大。

《神农本草经读》：痹于筋骨，则百节拘挛；痹于腠理，则为死肌；而细辛皆能治之。其所以能治之者，以气胜之也。

《本草发明》：又主百节拘挛、风湿痹痛……皆由温阴经、祛内寒、散寒水，辛温之功多矣。

《本经疏证》：风湿痹痛死肌者，风寒依于肌肉中之津。

《本草经解》：风湿痹痛。湿伤肉也……细辛辛温，散湿活血，则皮肉筋骨之邪散而愈也。

14. 天门冬

味苦，平。主诸暴风湿偏痹，强骨髓，杀三虫，去伏尸。久服轻身，益气延年。一名颠勒。生山谷。

诸家注释梗概：

《神农本草经疏》：虽微苦甘而带辛……也其主诸暴风湿偏痹……其言湿者乃湿热之谓，苦以泄湿，寒以除热，热去则风止湿泄，则痹瘳。

《本草崇原》：主治诸暴风湿偏痹者，言风湿之邪，暴中于身，而成半身不遂之偏痹，天冬禀水天之气，环转营运，故可治也。

《本经逢原》：《本经》治诸暴风湿偏痹，盖热则生风，暴则属火，偏痹者湿热所致，故治风先清火，清火在养阴也。

《神农本草经读》：主治诸暴风湿偏痹者，言风湿之邪，暴中于人身，而成半身不遂之偏痹。天冬禀水天之气，环转营运，故可治也。

《本草发明》：天门冬苦甘，而寒冷能补……肺热清……暴风湿偏痹属肺热者亦消矣。

《本经疏证》：风湿偏痹之上着一暴字……以天门冬之滑泽通达者，导正气，逐邪气，驯至末传寒中，天门冬遂非所宜用矣。

《本草经解》：其主暴风湿偏痹者，燥者濡之，热者清之，着者润之也，盖风本阳邪，风湿偏痹，发之以暴，暴病皆属于火也。

15. 泽泻

味甘，寒。主风寒湿痹，乳难，消水，养五脏，益气力，肥健。久服耳目聪明，不饥，延年轻身，面生光，能行水上。一名水泻，一名芒芋，一名鹄泻。生池泽。

诸家注释梗概：

《神农本草经疏》：其曰主风寒湿痹……皆以利水燥湿则脾得所养，脾得所养则五脏皆得所养。

《本草崇原》：气味甘寒，无毒。主风寒湿痹。

《本经逢原》：《本经》主风寒湿痹，言风寒湿邪著不得去，则为肿胀，为癃闭，用此疏利水道，则诸证自除。

《神农本草经百种录》：主风寒湿痹，凡夹水气之疾，皆能除之。

《神农本草经读》：其主风、寒、湿痹者，三气以湿为主，此能启水气上行而复下，其痹即从水气而化矣。

《本草发明》：除湿之捷药也，故本草主风寒湿痹。

《本草经解》：泽泻味甘益脾，脾湿去，则血行而肌肉活，痹证瘳矣。

16. 术

味苦，温。主风寒湿痹，死肌，痉，疸，止汗，除热，消食，作煎饵。久服轻身延年，不饥。一名山蓟。生山谷。

诸家注释梗概：

《神农本草经读》：此为脾之正药。其曰：风寒湿痹者，以风寒湿三气合而为痹也。

《神农本草经百种录》：味甘，寒。主风寒湿痹，凡夹水气之疾，皆能除之。

《本草崇原》：主治风寒湿痹。

《神农本草经疏》：为除风痹之上药，安脾胃之神品。

《本经逢原》：入风痹痰湿、利水破血药，俱生用。

《本草经解》：风寒湿三者合成痹，痹者，拘挛而麻木也。盖地之湿气，感则害人皮肉筋骨也。死肌者，湿邪侵肌肉也；痉者，湿流关节而筋劲急也。

《本经疏证》：知此则凡痹死肌痉疸之系乎风寒湿者，皆术主之矣。

17. 石斛

味甘，平。主伤中，除痹，下气，补五脏虚劳羸瘦，强阴。久服厚肠胃，轻身延年。一名林兰。生山谷。

诸家注释梗概：

《神农本草经疏》：又主除痹逐肌肤邪热痹气，脚膝疼冷痹弱者，兼能除脾胃二经之湿故也。

《本草崇原》：除痹者，除皮脉肉筋骨五脏外合之痹证也。

《本经逢原》：坚筋骨，强腰膝，骨痿痹弱，囊湿精少。

《神农本草经百种录》：除痹，治肉痹。

《神农本草经读》：痹者，脾病也，风、寒、湿三气而脾先受之，石斛甘能补脾，故能除痹。

《本草发明》：石斛甘能养脾胃，清虚热，平补下焦肾脏元气居多……除脚膝疼痛。

《本经疏证》：但使阴济于上，相和而下交，阳归于下，成化而上济，斯可谓主伤中、除痹、下气否耶。

《本草经解》：痹者，闭也，血枯而涩，则麻而痹，甘平益血，故又除痹。

18. 干地黄

味甘，寒。主折跌绝筋，伤中，逐血痹，填骨髓，长肌肉，作汤，除寒热积聚，除痹，生者尤良。久服轻身不老。一名地髓。生川泽。

诸家注释梗概：

《神农本草经疏》：痹者血分之病，因虚而风寒湿邪客之，故筋拘挛而痛，养血和肝，痹必瘳矣。作汤除寒热积聚，除痹者，血和则结散，故诸证自除也。

《本草崇原》：血痹，犹脉痹，逐血痹者，横纹似络脉，通周身之经络也……言不但逐血痹，更除皮肉筋骨之痹也。

《本经逢原》：盖肝藏血而主筋，肝无留滞则营血调，而伤中自愈，筋无邪著则三气通，而血痹自除。

《神农本草经百种录》：除痹。血和利则经脉畅。

《神农本草经读》：血痹者，血虚闭而不运也。地黄味甘以滋脾血，气寒以益肾气，气血行而闭者开矣。

《本草发明》：生地黄性寒，凉血为最……若心经血热，吐血衄血及堕坠腕折瘀血、留血，属血分中热。

《本草经解》：地黄味甘益脾，脾血润则运动不滞；气寒益肾，肾气充则开合如式，血和邪解，而痹疗矣。又曰：除痹者，言不但除血痹，更除皮肉筋骨之痹也，除皮肉筋骨之痹，则折跌绝筋，亦可疗也。生者尤良，谓其本性俱在也。

19. 枸杞（子）

味苦，寒。主五内邪气，热中，消渴，周痹。久服坚筋骨，轻身不老。一名杞根，一名地骨，一名枸忌，一名地辅。生平泽。

诸家注释梗概：

《神农本草经疏》：《本经》主五内邪气，热中消渴，周痹。《别录》主风湿，下胸胁气，客热头痛。当指叶与地骨皮而言，以其寒能除热故也。

《本草崇原》：主治周痹风湿者，兼得少阴君火之化也。

《本经逢原》：峻补肝肾冲督之精血，精得补益……腰膝疼痛悉愈。

《神农本草经读》：外不能灌溉经络而为周痹……唯枸杞之苦寒清热可以统主之。

《本草发明》：疗周痹风湿，去骨节间风。

《本草经解》：其主周痹风湿者，痹为闭症，血枯不运，而风湿乘之也，治风先治血，血行风湿灭也；杞子苦寒益血，所以治痹。

20.蒺藜子（刺蒺藜）

味苦，温。主恶血，破癥结积聚，喉痹，乳难。久服长肌肉，明目轻身。一名旁通，一名屈人，一名止行，一名豺羽，一名升推。生平泽或道旁。

诸家注释梗概：

《神农本草经疏》：夫苦能泄，温能宣，辛主散，主润。故刺蒺藜主恶血，破癥结积聚，喉痹。

《本草崇原》：阴阳交结之喉痹，阳明胃土之乳难，皆以其禀锐利之质而攻伐之力也。

《本经逢原》：《本经》专破恶血积聚，治喉痹，乳难，以苦能泄，温能宣，辛能润也。

《本草发明》：此味辛温，散结下气，苦能降火滋阴，故本草主恶血，破癥积、喉痹。

《本草经解》："痹"者"闭"也，喉痹，火结于喉而闭塞不通也，温能散火，苦可祛结，故主喉痹。

21. 牡桂（肉桂）

味辛，温。主上气咳逆，结气喉痹，吐吸，利关节，补中益气。久服通神，轻身不老。生山谷。

诸家注释梗概：

《本草崇原》：桂禀少阳之木气，通利三焦，则结气通而喉痹可治矣。

《本经逢原》：喉痹吐吸，同气相招，以引浮游之火下泄也，然必兼苦寒降泄之味用之。

《神农本草经百种录》：味辛，温。主百病（言百病用之得宜，皆有益也），养精神（通达脏腑，益在内也），和颜色（调畅血脉，益在外也），为诸药先聘通使。

《神农本草经读》：结气喉痹者，三焦之气不行于肌腠，则结气而为喉痹，桂禀少阳之木气，通利三焦，则结气通而喉痹可治矣。

《本草发明》：主上气咳逆，结气，喉痹。

《神农本草经疏》：桂肉下行而补肾。

《本草经解》：肉桂味辛得金味，金则能制肝木，气大热，禀火气，火能制肺金，制则生化，故利肝肺气。

22. 苦菜

味苦，寒。主五脏邪气，厌谷，胃痹。久服安心益气，聪察少卧，轻身耐老。一名茶草，一名选。生川谷。

诸家注释梗概：

《神农本草经疏》：胃痹、渴热、中疾者，热在胃也。

《本草发明》：主五脏邪气，厌谷，胃痹。

23. 牛膝

味苦，酸。主寒湿痿痹，四肢拘挛，膝痛不可屈伸，逐血气，伤热，火烂，堕胎。久服轻身耐老。一名百倍。生川谷。

诸家注释梗概：

《神农本草经疏》：主寒湿痿痹，四肢拘挛，膝痛不可屈伸者，肝脾肾虚，则寒湿之邪客之而成痹，及病四肢拘挛，膝痛不可屈伸。此药既禀地中阳气所生，又兼木火之化，其性走而下行，其能逐寒湿而除痹也必矣。益补肝则筋舒，下行则理膝，行血则痛止。逐血气，犹云能通气滞血凝也。

《本草崇原》：主寒湿痿痹、四肢拘挛、膝痛不可屈伸。

《本经逢原》：《本经》专主寒湿痿痹，四肢拘挛等病，不及补养下元之功，岂圣法有所未尽欤。

《神农本草经百种录》：主寒湿痿痹，四肢拘挛，膝痛不可屈伸，皆舒筋行血之功。

《神农本草经读》：唯其入肺，则能通调水道而寒湿行，胃热清而痿痹愈矣。唯其入肝，肝藏血而养筋，则拘挛可愈，膝亦不痛，而能屈伸矣。

《本草发明》：牛膝能引诸药下行而滋阴活血，故本草主寒湿痿痹。

《本草经解》：肺热叶焦，发为痿痹，牛膝苦平清肺，肺气清则通调水道，寒湿下逐，营卫行而痿痹愈矣。

24. 蛇床子

味苦，平。主妇人阴中肿痛，男子阳痿，湿痒，除痹气，利关节，癫痫恶创。久服轻身。一名蛇米。生川谷及田野。

诸家注释梗概：

《神农本草经百种录》：男子阴痿湿痒（皆下体湿毒之病）。除痹气，利关节（除湿痰在筋骨之证）。

《神农本草经疏》：主妇人阴中肿痛，男子阴痿湿痒，除痹气。

《本草崇原》：主男子阴痿湿痒，妇人阴中肿痛，除痹气，利关节。

《神农本草经读》：蛇床子气味苦辛，主男子阴痿湿痒，妇人阴中肿痛，除痹气……利关节，禀火而外通其经脉也。

《本草发明》：蛇床子苦而辛甘，阴中之阳，益阴分中阳道，故主男子阴痿不起……除痹气，利关节。

《本经疏证》：蛇床子生阴湿地而得芬芳燥烈之性味……男子之阴痿湿痒，妇人之阴中肿痛，何能不已耶……于肌肉中湿化而痹气除，骨中湿化而关节利，肤中湿化而恶疮已。

25. 白石英

味甘，微温。主消渴，阴痿不足，咳逆，胸膈间久寒，益气，除风湿痹。久服轻身长年。生山谷。

诸家注释梗概：

《本草崇原》：主治消渴，阴痿不足，咳逆，胸膈间久寒，益气，除风湿痹。

《本经逢原》：白石英入手太阴、足阳明气分，肺痈溃久、痿痹不起者宜之。

《本草发明》：除风湿痹，疗肺痿，下气，主消渴，阴痿不足。

《本经疏证》：主消渴、阴痿不足。

26. 巴戟天

味辛，微温。主大风邪气，阴痿不起，强筋骨，安五脏，补中，增志，益气。生山谷。

诸家注释梗概：

《神农本草经疏》：主阴痿不起，强筋骨。

《本草崇原》：治阴痿不起，强筋骨者，得太阳之标阳，阳能益阴也。故治男子阴痿，而益精生子。

《本经逢原》：主阴痿不起，强筋骨，安五脏，补中、增志、益气者，脾胃二经得所养，而诸虚自瘥矣。

《神农本草经读》：巴戟天气微温，禀天春升之木气而入足厥阴肝，味辛甘无毒，得地金土二味入足阳明燥金胃。虽气味有木土之分，而其用则统归于温肝之内。况肝之为言敢也，肝阳之气，行于宗筋而阴痿起。

《本草发明》：巴戟天甘温，补肾家虚寒为最，辛兼润肺而散风邪，故本草云益精，利男子阴痿，小腹及阴中引痛，治遗精，其补肾虚可知矣。

《本草经解》：阴者宗筋也，宗筋属肝，痿而不起，则肝已全无鼓动之阳矣，巴戟气温益阳，所以主之。盖巴戟治阳虚之痿，淫羊藿治阴虚之痿也。

27. 穷䓖（川芎）

味辛，温。主中风入脑头痛，寒痹筋挛缓，金疮，妇人血闭无子。生川谷。

诸家注释梗概：

《神农本草经疏》：故主……寒痹筋挛缓急。

《本草崇原》：主治……故寒痹筋挛，缓急可治也。

《本经逢原》：上升入肝经，行冲脉，血中理气药也……抚芎升散，专于开郁宽胸，通行经络。郁在中焦，则胸膈痞满作痛，须抚芎开提其气以升之，气升则郁自降，故抚芎总解诸郁，直达三焦，为通阴阳气血之使。

《神农本草经读》：血少不能热肤，故生寒而为痹；血少不能养筋，故筋结而为挛，筋纵而为缓，筋缩而为急；妇人以血为主，血闭不通，则不生育；芎辛温，通经而又能补血，所以治血闭无子也。

《本草发明》：川芎一味辛散，能助血流行，血中之气药也，上行头目，助清阳，故本草主风邪头痛，中风入脑，头面游风去来，目泪及寒痹筋挛。

《本经疏证》：扁鹊言酸，以其入肝也，故主中风入脑头痛，寒痹筋挛缓急，金疮，妇人血闭无子。

《本草经解》：寒伤血……痹者愈而挛者痊也。

（二）中品

1. 假苏（荆芥）

味辛，温。主寒热，鼠瘘，瘰疬生创，破结聚气，下瘀血，除湿痹。一名鼠蓂。生川泽。

诸家注释梗概：

《神农本草经疏》：痹者，风寒湿三邪之所致也，祛风燥湿散寒，则湿痹除矣。

《本草发明》：荆芥辛温而轻凉，能散邪、凉血、疏风，其大致如此。故《药性》云：辟邪毒，解风邪，利血脉，宣通五脏，能发汗，除风冷。又云：破结聚气，下瘀血，除湿痹，主寒热瘰疬、诸疮疡。又治头风眩晕，恶风贼风，口眼歪斜，遍身瘘痹，妇人血风，产后血晕，乃其凉血疏风之功居多矣。

《本经疏证》：荆芥为物，妙在味辛而转凉，气温而不甚，芳香疏达，可使从阳化阴，而气中结聚得破，从血驱风，而血中壅瘀得行，湿痹得去，气不结聚，血不壅瘀，湿不停著。

《本草经解》：肝藏血，血随气行，肝气滞则血亦滞而瘀焉，温可行气，辛可破血，故下瘀血也。肺者通调水道之官也，水道不通则湿热成疸，荆芥辛能润肺，肺治则水道通，所以除湿疸也。

2. 白鲜（皮）

味苦，寒。主头风，黄疸，咳逆，淋沥，女子阴中肿痛，湿痹死肌，不可屈伸，起止行步。生山谷。

诸家注释梗概：

《神农本草经疏》：苦能泄热，寒能除热，故主头风有火证。性寒而燥，能除湿热，故主五疸。

《本草崇原》：燥气属金，故治湿痹之死肌。

《本经逢原》：鲜皮气寒善行，味苦性燥，足太阴、阳明经祛风湿热药也。兼入手太阴、阳明，为诸黄风痹要药。

《本经疏证》：故气之因下蔽而致上泄，病之因内不通而致外结窒者能主之。

3. 大豆黄卷

味甘，平。主湿痹，筋挛，膝痛。生大豆，涂痈肿，煮汁饮，杀鬼毒，止痛。赤小豆，主下水，排痈肿脓血。生平泽。

诸家注释梗概：

《本经疏证》：夫湿痹而筋挛膝痛则为下部病矣……既治筋挛又欲其湿升者，舍大豆黄卷无别物矣。

4. 秦椒（花椒）

味辛，温。主风邪气，温中除寒痹痛，坚齿发，明目。久服轻身，好颜色，耐老增年，通神。生川谷。

诸家注释梗概：

《本经逢原》：秦椒味辛气烈过于蜀椒，其温中去痹除风邪气，治吐逆疝瘕，下肿湿气，皆取辛烈，以散郁热，乃从治之法也，不宜多服。

《本草发明》：气温，味苦、辛，生温熟寒。有毒。主风邪气，温中，除四肢寒痹，坚齿明目，疗喉痹，吐逆，消疝瘕，去老血，调产后余疾，腹痛，通月闭，灭瘢出汗，利五脏。久服悦颜，轻身，牙疼，醋调漱口。解水银毒。泰山川谷、秦岭、琅琊、明越皆有，似蜀椒而大，色黄黑，味亦有椒气，或呼为大椒。用之去闭口者。

5. 慈石（磁石）

味辛，寒。主周痹，风湿，肢节中痛，不可持物，洗洗酸消，除大热烦满及耳聋。一名元石。生山谷。

诸家注释梗概：

《神农本草经疏》：其主周痹风湿。

《神农本草经百种录》：味辛，寒。主周痹，风湿，肢节中痛，不可持物，洗洗酸消，味辛则散风，石性燥则除湿，其治酸痛等疾者，以其能坚筋骨中之正气，则邪气自不能侵也。

《本草崇原》：周痹者，在于血脉之中……故能治之。

《本经逢原》：主周痹风湿，肢节中痛，洗洗酸消，取辛以通痹而祛散之，重以祛怯而镇固之，则阴邪退听，而肢节安和，耳目精明，大热烦满自除矣。

《本草发明》：磁石重而祛怯之剂，故本草除大热烦满及耳聋，养肾脏，强骨气，益精除烦，通关节风湿、肢节中痛不可持物。

《本经疏证》：其主周痹风湿，肢节中痛，不叮持物，洗洗酸者，皆风寒湿三气所致，而风气尤胜也……辛能散风寒，温能通关节，故主之也。

《本草经解》：其主周痹风湿……可以治风……可以行湿也。

6. 枲耳实（苍耳子）

味甘，温。主风头寒痛，风湿周痹，四肢拘挛痛，恶肉死肌。久服益气，耳目聪明，强志轻身。一名胡枲，一名地葵。生川谷。

诸家注释梗概：

《神农本草经疏》：苦以燥湿，甘以和血，温则通畅。春气发生而升，故主风寒头痛，风湿周痹，四肢拘挛……祛风疗湿之药。

《本草崇原》：苍耳子，子内仁肉，气味甘温，外多毛刺，故有小毒，花白实黄，禀阳明燥金之气。燥能胜湿，故主治风湿周痹，四肢拘挛痛，谓风湿之邪，伤周身血脉而为痹，淫于四肢而为拘挛疼痛也。夫周痹，则周身血脉不和，周痹可治，则恶肉死肌，亦可治也。

《本经逢原》：苍耳治头风脑痛，风湿周痹，四肢拘挛……此味善通顶门连脑，能走督脉也。

《本草发明》：苍耳实苦甘而温，活血祛风湿居多，叶苦辛微寒，解热毒疮疡为最，故本草主风头寒痛，风湿周痹，四肢拘挛痛。

《本经疏证》：风湿周痹，四肢拘挛痛者，风寒湿著其液，窒碍其滑泽也。恶肉死肌者，风湿著其津，腠理遂不通也。使脑髓津液中气行而不滞，去而不留，则诸患又何能不除耶？

7. 干姜

味辛，温。主胸满，咳逆上气，温中止血，出汗，逐风湿痹，肠澼，下利。生者尤良，久服去臭气，通神明。生川谷。

诸家注释梗概：

《神农本草经百种录》：逐风湿痹，治寒邪之在筋骨者。干姜气味俱浓，故散而能守。夫散不全散，守不全守，则旋转于经络脏腑之间，驱寒除湿，和血通气，所必然矣。

《本草崇原》：逐风湿痹者，辛能发散也。

《本经逢原》：风湿痹宜之。

《神农本草经读》：出汗者，辛温能发散也。逐风湿痹者，治寒邪之留于筋骨也。

《本草发明》：干姜与生姜同治而辛热过之，发散寒邪，大温中气，故本草主出汗，逐风湿痹、皮肤间结气、风邪诸毒，通四肢，开关节，以能散标寒也。

《本经疏证》：干姜所主，《本经》谓其逐风湿痹，《别录》谓其治皮肤间结气，其病咸在皮毛肌肉间，此何说耶？

《本草经解》：逐风湿痹者，辛温能散风湿而通血痹也。

8. 狗脊

味苦，平。主腰背强，关机缓急，周痹，寒湿膝痛，颇利老人。一名百枝。生川谷。

诸家注释梗概：

《神农本草经百种录》：此以形为治，狗脊遍体生毛而多节，颇似狗之脊……故能入筋骨机关之际，祛其凝滞寒湿之气，而使之利健强捷也。

《神农本草经疏》：主周痹寒湿膝痛者，肾气不足而为风寒湿之邪所中也，兹得补则邪散痹除而膝亦利矣。

《本草崇原》：治周痹寒湿，通经脉也。

《本经逢原》：狗脊为强筋骨要药，故《本经》主腰背强周痹寒湿等疾。

《神农本草经读》：气味苦平。主腰背强，关机缓急，风痹寒湿膝痛，颇利老人。

《本草发明》：狗脊，温经活血之药，故本草主腰背强，关节缓急，周痹，寒湿膝痛，坚脊利俯仰，颇利老人。

9. 山茱萸

味酸，平。主心下邪气，寒热，温中，逐寒湿痹，去三虫。久服轻身。一名蜀枣。生山谷。

诸家注释梗概：

《神农本草经疏》：逐寒湿痹者，经曰：邪之所凑，其气必虚。总借其辛温散结，行而能补也。

《本草崇原》：足厥阴肝主之血，充肤热肉，故逐周身之寒湿痹。

《本经逢原》：滑则气脱，涩以收之。山茱萸止小便利，秘精气，取其酸涩以收滑也。甄权治脑骨痛，疗耳鸣，补肾气，兴阳道，坚阴茎，添精髓，止老人尿不节。

《神农本草经读》：山萸味酸入肝，肝主藏血，血能充肤热肉，所以逐周身寒湿之痹。

《本草发明》：主心下邪气，肠胃风邪，寒热温中，除寒湿痹、头风风气去来、鼻塞等候，岂非性温以逐寒欤。

《本经疏证》：以温中……故山茱萸之主心下邪气寒热，逐寒湿痹也。

《本草经解》：山萸气平益肺，肺主皮毛而司水道，水道通调，则皮毛疏理，而寒湿之痹瘳矣。

10. 秦皮

味苦，微寒。主风寒湿痹，洗洗寒气，除热，目中青翳白膜。久服头不白，轻身。生川谷。

诸家注释梗概：

《本草崇原》：禀木气而春生，则风寒湿邪之痹证及肤皮洗洗然之寒气，皆可治也。

《本经逢原》：秦皮浸水色青，气寒，性涩，肝胆药也。《本经》治风寒湿痹，取其苦燥也。

《本草发明》：又主风寒湿痹者，盖能清肝滋肾，则阴血滋生而痹痛自蠲矣。

《本经疏证》：本经之于风寒湿痹洗洗寒气除热，是于严厉肃杀中行畅茂盛长之化也。

11. 草薢

味苦，平。主腰背痛，强骨节，风寒湿周痹，恶创不瘳，热气。生山谷。

诸家注释梗概：

《神农本草经疏》：为祛风除湿，补益下元之要药，故主腰背痛强，骨节风寒湿周痹。

《本草崇原》：治湿痹、周痹，而主经脉。

《本经逢原》：主阴痿失溺，老人五缓者，总取行阳之力，以利关节助健运也。

《神农本草经读》：气味苦平，无毒。主腰脊痛强，骨节风寒湿周痹，恶疮不瘳，热气。《本经》伤中，恚怒，阴痿失溺，老人五缓，关节老血。

《本草发明》：萆薢长于祛湿，故《本草》主风寒湿周痹……冷风痿痹，脚腰不遂，手足惊掣，凡此皆风湿所致。又治阴痿失溺，腰痛久冷，是肾间有膀胱宿水。

《本经疏证》：腰背痛，骨节不强，阴痿失溺，老人五缓，非阴不化而阳不伸乎？风寒湿周痹及恶疮不寥之热气，伤中恚怒关节老血，非阳不伸而阴不化乎？

《本草经解》：萆薢气平入肺，味苦燥湿，肺之皮毛理而太阳之湿亦逐，所以主腰脊强痛也。骨节者节犍之处也，亦属太阳经，湿流孔窍，故风寒湿合而成痹，则周身麻木而骨节更甚也。其主之者，萆薢入肺，肺通调水道，下输膀胱，可以祛太阳之湿而理痹也。

12. 秦艽

味苦，平。主寒热邪气，寒湿风痹，肢节痛，下水，利小便。生山谷。

诸家注释梗概：

《神农本草经疏》：苦能泄气……故主寒热邪气，寒湿风痹肢节痛。

《本草崇原》：秦艽阴中微阳，可升可降，入手足阳明，以其祛湿也……阳明有湿，则身体酸痛，肢节烦疼，及挛急不遂。

《本经逢原》：秦艽阴中微阳，可升可降，入手足阳明，以其祛湿也，兼入肝胆，以其治风也……凡痛有寒热或浮肿者，多夹客邪，用此以祛风利湿方为合剂，故《本经》治寒热邪气，寒湿风痹，肢节痛等证。

《神农本草经读》：治寒湿风痹肢节痛者，天气从外以入内，阳气内交于阴，则寒湿风三邪合而成痹以致肢节痛者，可愈也。

《本草发明》：秦艽主风湿之药，而活血荣筋、手足不随妙药。盖活血则风灭，湿去则筋荣，故本草主寒热、寒湿风痹，利水，由辛散风邪、苦降湿热也。

《本经疏证》：秦艽主寒热邪气，寒湿风痹，且将胥六淫而尽治之，所不及兼者，惟燥耳，其所告就抑何广耶！夫是条之读，当作主于寒热邪气中下水利小便，又主于寒湿风痹肢节痛中下水利小便。盖惟寒热邪气证，可以下水利小便愈者，无几，寒湿风痹肢节痛证，可以下水利小便愈者，亦无几。

《本草经解》：风寒湿三者合而成痹，痹则血涩不行矣，味苦入心，心生血，苦能散结，血行痹自愈也。肢节痛，湿流关节而痛也，秦艽气平降肺。肺气行则水道通，水道通则湿下逐矣。其下水利小便者，皆通水道之功也。

13. 贝母

味辛，平。主伤寒烦热，淋沥邪气，疝瘕，喉痹，乳难，金创，风痉。一名空草。

诸家注释梗概：

《神农本草经疏》：解少阴少阳之热，除胸中烦热，则喉痹自愈矣。

《本经逢原》：治疝瘕、喉痹、乳痈。

《神农本草经读》：主伤寒烦热……喉痹。

《本草崇原》：喉痹乃肺窍内闭，治喉痹，通肺气也。

《本经疏证》：无与有形……咽嗌间聚涎唾，斯有邪气者，阳难上达，而有喉痹之候，不化血归冲，而有乳难之候。

《本草发明》：贝母辛能散郁，苦能下气，故《本草》主……疝瘕喉痹。

《本草经解》：贝母气平，可以通调水道，味辛可以散热结也。

14. 款冬花

味辛，温。主咳逆上气，善喘，喉痹，诸惊痫，寒热邪气。一名橐吾，一名颗冻，一名虎须，一名兔奚。生山谷。

诸家注释梗概：

《神农本草经疏》：辛能散而能润……温则同行不滞，善能降下。

《本经逢原》：润肺消痰，止嗽定喘，喉痹喉喑，肺痿肺痈，咸宜用之。

《神农本草经读》：主咳逆上气善喘，喉痹。

《本草崇原》：厥阴、少阳木火之气，结于喉中，则而喉痹。款冬得金水之气，金能平木，水能制火，故可治也。

《本经疏证》：肾不升则水气肿满之患作，肺不降则咳逆、上气、喘息、喉痹之病生，是故咳逆、上气、喘息、喉痹者，阴中之阳不上朝，以致阳中之阴不下降也。款冬花气得天之温，味其辛甘发散，本为至阳之物，特当隆冬，天地闭塞之候，以坚冰为膏壤，吸霜雪以自濡，且其花不丽于茎端，不缘于叶际，偏附近于赤黑相兼之根，则不谓"其能在阳吸阴，以归于下而从阴生阳"不可。

《本草发明》：款冬花温肺上嗽之用为专。故《本草》主……善喘喉痹……皆肺虚夹火使然也。

《本草经解》：喉痹者，火结于喉，而闭塞也，喉亦属肺，款冬辛温通肺，故并主喉痹也。

15. 芍药

味苦，平。主邪气腹痛，除血痹，破坚积、寒热，疝瘕，止痛，利小便，益气。生川谷及丘陵。

诸家注释梗概：

《神农本草经疏》：其主除血痹，破坚积者，血瘀则发寒热，行血则寒热自止。血痹疝瘕，皆血凝滞而成，破凝滞之血，则痹和而疝瘕自消。

《本草发明》：此收敛停湿之剂……除血痹、腹中虚痛。

《神农本草经百种录》：除血痹、肝邪凝滞之病。

《本草经解》：主邪气腹痛，除血痹……血痹者，血涩不行而麻木也，芍药入心，苦以散结，故主之也。

《本经逢原》：其治血痹，利小便之功。

《神农本草经读》：血痹者，血闭而不行，甚则为寒热不调……其主之者，以苦平而行其血也。

《本草崇原》：芍药疏通经脉，则邪气在腹而痛者，可治也。心主血，肝藏血，芍药禀木气而治肝，禀火气而治心，故除血痹。除血痹，则坚积亦破矣。血痹为病，则身发寒热……芍药能调血中之气，故皆治之。

《本经疏证》：夫外而营分，内而肝脾肾，皆血所常流行宿止者也，芍药璀璨之色，馥郁之气，与血中之气相宜，不与水谷之气为伍，则能治血分之阴气结，不能治雾露水谷之阴气结，故湿痹、水气虽为阴结，非芍药所能开也。

16. 吴茱萸

味辛，温。主温中，下气，止痛，咳逆，寒热，除湿血痹；逐风邪，开腠理。根，杀三虫。一名藙。生山谷。

诸家注释梗概：

《神农本草经疏》：吴茱萸，辛，温暖脾胃而散寒邪，则中自温、气自下，而诸证悉除。其主除湿血痹、逐风邪者，盖以风寒湿之邪多从脾胃而入，脾胃主肌肉，为邪所侵，则腠理闭密，而寒热诸痹所从来矣，辛温走散开发，故能使风寒湿之邪从腠理而出。

《本草发明》：吴茱萸辛热气猛，虽云温中，然下气甚速。《本草》云：温中下气，此其大略。故云：驱脾胃停寒、脐腹绞痛、胃中痰冷及寒湿血痹，逐风邪，开腠理……能温中故也。

《神农本草经百种录》：除湿血痹，辛能燥湿，温能行血也。

《本草经解》：血泣而成痹。肝藏血，血温则活，故主血痹。

《本经逢原》：又言除湿血痹，逐风邪，开腠理者，以风寒湿痹，靡不由脾胃而入，辛温开发表里宣通，而无拒闭之患矣。

《神农本草经读》：主温中，下气，止痛，又除湿血痹。

《本草崇原》：湿血痹者，湿伤肌腠，致充肤热肉之血凝泣为痹。少阳炎热之气，行于肌腠，肝主冲任之血，淡渗皮肤，则湿血痹可除矣。又曰：逐风邪者，言湿痹可除，而风邪亦可逐也。

《本经疏证》：然湿血痹之证云何……夫吴茱萸之辛，其中有苦，且以苦始，又以苦终，惟其苦转为辛，而知其能升阴，辛归于苦，而知其能降阳，原系理之常，无足怪也。

17. 厚朴

味苦，温。主中风，伤寒，头痛，寒热，惊悸气，血痹，死肌，去三虫。

诸家注释梗概：

《本草经解》：肝藏血，心主血，血凝泣则成痹，苦可以泄，温可以行，故主血痹。

《本草崇原》：能解气血之痹而活死肌也。

《本经疏证》：惊悸实包谵妄、烦懊等候，气血痹实包胀满、呕泄等候……必不可无厚朴，此所以推为首功欤！

《神农本草经疏》：风、寒、湿入腠理，则气血凝涩而成痹，甚则肌肉不仁。此药辛能散结，苦能燥湿，温热能祛风寒，故悉主之。

《本草发明》：厚朴，气分中药，辛温能散，苦而能泄，故泄胃中之实，兼散寒湿之邪……又主……血气痹死肌……以其能散寒湿也。

18. 葛根

味甘，平。主消渴，身大热，呕吐，诸痹，起阴气，解诸毒。葛谷，主下利十岁已上。一名鸡齐根。生川谷。

诸家注释梗概：

《本草经解》：诸痹皆起于气血不流通，葛根辛甘和散，气血活，诸痹自愈也。

《本经逢原》：葛根性温属阳，能鼓舞胃中之清阳之气……使胃气敷布，诸痹自开。

《本草崇原》：葛根延引藤蔓，则主经脉……治诸痹者，和太阳之经脉也。

通脘痹治阳痿

《本经疏证》：诸痹者，脾阴不得胃阳冲发而闭塞也……诸痹诸毒皆宜活看，譬如某物主寒湿痹，某物主风痹，某物主野葛毒，某物主鸩鸟毒，则为特指之词，此则凡痹凡毒，皆可兼他药以治之云。

《神农本草经疏》：发散而升，风药之性也，故主诸痹。

《本草发明》：主疗……诸痹，以能解肌发表，开腠理出汗也。

19. 阳起石

味咸，微温。主崩中漏下，破子脏中血，癥瘕结气，寒热，腹痛无子，阴痿不起，补不足。一名白石。生山谷。

诸家注释梗概：

《神农本草经疏》：阳起石，补助阳气，并除积寒宿血留滞下焦之圣药，故能主……男子茎头寒，阴痿不起，阴下湿痒。

《神农本草经百种录》：凡寒凝血滞之病，皆能除之。

《本经逢原》：用阳起石之咸温，散其所结，则子脏安和，孕自成矣。

《本草崇原》：男子精虚，则阴痿不起。阳起石助阴中之阳，故治阴痿不起，而补肾精之不足。

20. 淫羊藿

味辛，寒。主阴痿绝伤，茎中痛，利小便，益气力，强志。一名刚前。生山谷。

诸家注释梗概：

《神农本草经读》：气味辛、寒……阴者，宗筋也，宗筋属于肝木，木遇烈日而痿，一得气寒之羊藿，即如得甘露而挺矣。

《本草崇原》：得太阳之阳热，故主治阴痿绝伤。

《神农本草经疏》：辛以润肾，甘温益阳气，故主阴痿绝阳。

《本草发明》：淫羊藿助阳，利水脏，致人淫欲。故《本草》主阴痿、绝伤、茎中痛……益气力，补腰膝，强志，坚筋骨，四肢拘急不仁。

《本草经解》：气味降多于升，阴也。阴者宗筋也，水不制火，火热则筋失其刚性而痿矣；淫羊藿入肾而气寒，寒足以制火而痿自愈也。

21. 紫菀

味苦，温。主咳逆上气，胸中寒热结气，去蛊毒痿蹶，安五脏。生山谷。

诸家注释梗概：

《神农本草经疏》：痿蹶者，阳明之湿热熏蒸于肺，则肺热而津液不能下滴，伤其气化，以困水之上源，固为痿蹶也。

《本草发明》：紫菀清肺、润肺之要药。故……大人痿蹶，祛百邪、劳气虚热，乃由辛散气而苦泄火，清肺之用也；又补五劳体虚，安五脏，调中止渴，润肌添髓，乃温补润肺之功也。

《本经逢原》：痿由肺热叶焦，紫菀专通肺气，使热从溲便去耳。

《本草崇原》：痿在筋属木，水能生木，故去痿。

《本经疏证》：紫菀色紫质柔……抑痿蹶属何因，亦以紫菀疗之也。

《本草经解》：痿蹶者，肺受湿热熏蒸，不能行清肃之令，心气热下脉厥而上，上实下虚，枢折挈胫纵不任地，而生痿蹶也，味苦入心，清热降气，故主痿蹶也。

（三）下品

1. 皂荚

味辛、咸，温。主风痹，死肌，邪气，风头，泪出，利九窍，杀精物。生川谷。

诸家注释梗概：

《本草崇原》：风邪迫于周身，则为风痹死肌之证……皂荚禀金气而制风，故能治也。

《本经疏证》：皂荚之治始终只在风闭，风闭之因有二端，一者外闭毛窍，如风痹、死肌、邪气。

《神农本草经疏》：厥阴为风木之脏，其主风痹死肌，头风泪出者，皆厥阴风木为病。得金气之厚者，能胜木，禀辛散之性者，能利窍。木气平，关窍利，则风邪散，诸症除也。

《本草发明》：皂荚疏气导痰之要药，而疏散之力居多。故《本草》逐风痹死肌。

2. 夏枯草

味苦，辛。主寒热瘰疬，鼠瘘，头创，破癥，散瘿，结气，脚肿，湿痹，轻身。一名夕句，一名乃东。生川谷。

诸家注释梗概：

《神农本草经疏》：头疮皆由于热，脚肿湿痹，无非湿热所成，热消结散湿去，则三证自除而身亦轻矣。

《本草发明》：夏枯草禀阳气，得阴气即枯。能益阴，攻坚活血。故主……湿痹，轻身。

《本草崇原》：夏枯草感一阳而生，能使水气上行环转，故治脚气湿痹，而且轻身。

《神农本草经读》：主寒热……湿痹。

《神农本草经百种录》：破癥散瘿结气，火气所结。嘴肿湿痹，湿热之在下者。

《本草经解》：湿邪伤下，脚肿湿痹，无非湿也，苦能燥湿，所以主之。

3. 乌头

味辛，温。主中风，恶风洗洗，出汗，除寒湿痹，咳逆上气，破积聚，寒热。其汁煎之，名射罔，杀禽兽。一名奚毒，一名即子，一名乌喙。生山谷。

诸家注释梗概：

《本经逢原》：乌头得春生之气，故治风为向导。主……风寒湿痹……并宜少加以通血脉，惟在用之得宜。

《本经疏证》：乌头汤比于麻黄，抵当乌头桂枝汤比于桂枝，尤可知乌头为治阳痹阴逆之要剂矣。

《本草发明》：乌头辛热行经，故散诸风寒邪，破诸积冷痛。《本草》主……除寒湿痹，风痹……正所谓散邪也。

4. 蜀椒（花椒）

味辛，温。主邪气咳逆，温中，逐骨节皮肤死肌，寒湿痹痛，下气，久服之头不白，轻身增年。生川谷。

诸家注释梗概：

《神农本草经疏》：肺出气，主皮毛，脾运化，主肌肉，肺虚则外邪客之，为咳逆上气，脾虚则不能运化水谷，为留饮宿食，肠澼下痢，水肿黄疸，二经俱受风寒湿邪，则为痛痹，或成死肌，或致伤寒温疟，辛温能发汗、开腠理，则外邪从皮肤而出，辛温能暖肠胃，散结滞，则六腑之寒冷除，肠胃得温，则中焦治，而留饮宿食、肠澼下痢、水肿黄疸，诸证悉愈矣。

《本草发明》：蜀椒辛能润肺肾而散寒邪，热以助心阳而温胃除湿……逐骨节皮肤死肌，寒湿痹痛……疗阴汗，缩小便泄。

《神农本草经读》：主邪气咳逆，温中，逐骨节皮肤死肌，寒湿痹痛。

《本经疏证》：由是言之……言能逐骨节间寒湿痹痛，亦能逐皮肤间有死肌者寒湿痹痛也。

《本草经解》：气温可以散寒，味辛可以祛湿，所以主死肌痹痛也。

5. 射干

味苦，平。主咳逆上气，喉痹咽痛不得消息，散急气，腹中邪逆，食饮大热。一名乌扇，一名乌蒲。生川谷。

诸家注释梗概：

《神农本草经疏》：兼辛，故善散，故主咳逆上气，喉痹咽痛不得消息，散结气，胸中邪逆。

《本草发明》：射干大清肺气，散邪热。故《本草》主……治肺气喉痹为专工。

《本经逢原》：苦能下泄，辛能上散……专取散结气之功，为喉痹咽痛要药。

《本经疏证》：射干紫花六出……故其所主，首为咳逆上气，喉痹，咽痛不得消息。

6. 商陆

味辛，平。主水张，疝瘕，痹，熨除痈肿，杀鬼精物。一名蕩根，一名夜呼。生川谷。

诸家注释梗概：

《本草崇原》：痹熨，犹言熨痹，肌腠闭痹，商陆熨而治之，火温土也。

《本草发明》：白商陆功专利水。故主水胀疝瘕痹……痿痹……散水气。

二、通痹治痿三法视角下的药物分类

如上所述，通痹治痿三法分别为清通补法、温通补法与和（平）通补法，具有较为广阔的应用价值。本部分以三法为纲，根据药物的四气、五味、归经、升降浮沉等基本属性，分类梳理《神农本草经》中治疗痹与痿的中药，将《神农本草经》的学术价值与临床价值有机结合，推进"因痹致痿"病机理法方药完备性体系构建，以增进实其践指导性。（表1–1、表1–2、表1–3、表1–4）

082

表1-1 通痹药物四气五味归经表

		肝	心	脾	肺	肾	
							酸
		枸杞（周痹）、蔓荆实（湿痹）、夏枯草（湿痹）、秦皮（风寒湿痹）		白鲜皮（湿痹）		枸杞（周痹）	苦
寒		干地黄（血痹）	干地黄（血痹）	薏苡仁（风湿痹）	薏苡仁（风湿痹）	车前子（湿痹）、干地黄（血痹）、泽泻（风寒湿痹）	甘
		磁石（周痹风湿、湿痹）	磁石（周痹风湿）			磁石（周痹风湿）	辛
							咸

性	味	肝	心	脾	肺	肾
温	酸					
	苦			术（风寒湿痹）、厚朴（气血痹）	蒺藜子（喉痹）、厚朴（气血痹）	
	甘	防风（风痹）		防风（风痹）	苍耳实（风湿周痹）	
	辛	芎劳（寒痹）、假苏（湿痹）、乌头（风寒湿痹）、牡桂（喉痹）、吴茱萸（除湿血痹）	菖蒲（风寒湿痹）、牡桂（喉痹）、细辛（风湿痹）、干姜（风湿痹）、乌头（寒湿痹）	秦椒（寒痹）、菖蒲（风寒湿痹）、吴茱萸（除湿血痹）、干姜（风湿痹）、乌头（寒湿痹）、蜀椒（寒湿痹）、牡桂（喉痹）	假苏（湿痹）、细辛（风湿痹）、干姜（风湿痹）、款冬花（喉痹）	秦椒（风湿痹）、细辛（风痹）、干姜（风湿痹）、吴茱萸（除湿血痹）、乌头（寒湿痹）、蜀椒（喉痹）、牡桂
	咸				皂荚（风痹）	

	味	肝	心	脾	肺	肾
凉	酸	酸枣（湿痹）、山茱萸（寒湿痹）	酸枣（湿痹）	酸枣（湿痹）		山茱萸（寒湿痹）
	苦				菊花（风湿痹）、天门冬（风湿痹）	天门冬（风湿偏痹）、狗脊（寒湿周痹）、草薢（风寒湿周痹）、射干（喉痹）
	甘			葛根（诸痹）	葛根（诸痹）	
	辛					
	咸					
平	酸	王不留行（除风痹）、菊花（风湿痹）、狗脊（寒湿周痹）、秦艽（寒湿风痹）、芍药（血药）				
	甘		柏实（湿痹）	鸡头实（湿痹）、大豆黄卷（湿痹）	大豆黄卷（湿痹）	柏实（湿痹）、鸡头实（除痹）、石斛（湿痹）
	辛		贝母（喉痹）	贝母（喉痹）、商陆（除痹）	商陆（除痹）	商陆（除痹）
	咸	龟甲（湿痹）	龟甲（湿痹）			龟甲（湿痹）

表1-2　治痿药物四气五味归经表

	肝	肺	肾	
寒	淫羊藿（阴痿绝伤）		淫羊藿（阴痿绝伤）	辛
温		紫菀（痿蹶）		苦
	巴戟天（阴痿不起）		巴戟天（阴痿不起）	辛
			阳起石（阴痿不起）	咸
平	桑螵蛸（阴痿）		桑螵蛸（阴痿）	咸

表1-3　痹痿同治药物四气五味归经表

	肝	心	肺	肾	
温		白石英（风湿痹、阴痿不起）	白石英（风湿痹、阴痿不起）	白石英（风湿痹、阴痿不起）	甘
平	牛膝（寒湿痿痹）			蛇床子（痹气、男子阴痿、阴痿不起）	酸
	牛膝（寒湿痿痹）			蛇床子（痹气、男子阴痿、寒湿痹痿）	苦

表1-4　通窍药物四气归经表

	肝	心	脾	肺	肾	性
清通窍药	枸杞、蔓荆实、秦皮、夏枯草、干地黄、磁石	干地黄、磁石	白鲜皮、薏苡仁、葛根	薏苡仁、葛根	枸杞、车前子、干地黄、泽泻、磁石	寒性／凉性
平通窍药	酸枣、牛膝、山茱萸、王不留行、菊花、狗脊、秦艽、龟甲	酸枣、柏实、贝母、龟甲	酸枣、鸡头实、豆黄卷、贝母、商陆	菊花、天门冬、商陆、豆黄卷	牛膝、山茱萸、床子、狗脊、草薢、鸡头实、柏实、石斛、商陆、龟甲	平性
温通窍药	蒺藜子、防风、菖蒲、牡桂、莱萸、假苏、芎藭、乌头	白石英、菖蒲、牡桂、细辛、干姜、乌头	术、厚朴、防风、菖蒲、牡桂、秦椒、蜀椒、干姜、乌头	蒺藜子、厚朴、白石英、莱耳实、细辛、款冬花、假苏、干姜、皂荚	白石英、牡桂、细辛、莱萸、秦椒、蜀椒、干姜、乌头	温性／热性

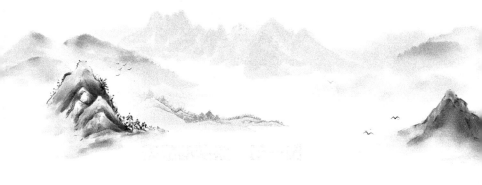

第二章
通脘痹治阳痿理论内涵

本章第一节介绍了脘痹的学术背景,探讨了脘痹与脘痞的内涵。第二节以"因痹致痿"病机为基础,结合中医经典理论相关论述,阐述脘痹可致阳痿,进而论述通脘痹治阳痿。通脘痹治阳痿是"通痹治痿"法与"治痿独取阳明"的结合。第三节分析与归纳叶天士辨治脘痹医案 31 则,得到脘痹脾胃气滞证、肺失宣肃证、肝盛乘胃证、瘀血证、秽浊阻滞证,分门别类解析医案内涵。最终,总结构建叶天士辨治脘痹的理法方药体系,并编写方药歌诀。

第一节　脘痹的概念

一、学术背景

叶天士一生忙于诊务，现有叶氏著述，多为其门人、私淑者或后裔所辑，这些著作对研究叶氏医学思想和临证经验具有重要价值和意义。但是，医案系统性不强且比较零乱，分门别类研究整理叶天士医案，有助于发掘叶氏丰富的学术特色，便于指导临床实践。华岫云等辑录《临证指南医案》时，设立了肺痹、肠痹、胸痹和痹证4个单独门类，4种疾病的命名均采用病机和病位相结合的方法。后世学者也对肺痹、肠痹、胸痹及痹证有较为全面的阐释和研究。肺痹和胸痹居于上焦，肠痹居于下焦，痹证在四肢，从病位讲，缺少了痹在中焦的医案。

《临证指南医案·呕吐》毛氏案指出："旧有胃痛、脘痹、呕吐之病"，叶天士将脘痹与胃痛、呕吐等内科病证并列，可能认为脘痹是一种独立的病证。查阅叶天士著述，发现有脘痹医案，其中《未刻本叶氏医案》中有4则医案只有"脘痹"二字，3则医案只有"脘痹不饥"四字，亦可佐证该判断。

叶天士脘痹医案未进行分类与研究，因此，笔者参考《临证指南医案》的分类方法，专题整理与阐述脘痹医案。叶天士倡导脾胃分治、甘润养胃之法，补充和发展了脾胃学说。叶天士治疗脘痹医案尚需整理发掘，以揭示其所提脘痹的内涵及总结其治疗脘痹的特色经验，深化对脘痹的认识，丰富叶天士脾胃学说。

二、脘痹与脘痞

（一）叶天士所提脘痹内涵

关于"脘"字的含义，《说文解字》记载："脘，胃府也。"《素问·六元正纪大论》记载："民病胃脘当心而痛。"《灵枢·邪气脏腑病形》指出："胃病者，腹膜胀，胃脘当心而痛。"这里的"心痛"都是指胃脘痛。《素问·痹论》记载："心痹者，脉不通，烦则心下鼓，暴上气而喘，嗌干善噫，厥气上则恐。"此处言心痹，但症状却出现在心下。段玉裁注改"胃府"为"胃脯"，《广雅》曰："脘，脯也"，而"脯"有胸部的含义。可见，此时脘和胸未截然分开。

中医文献关于胸痹心痛和胃脘痛的文献记载亦体现了这一点。周仲瑛主编的《中医内科学》指出：唐宋以前文献多称胃脘痛为心痛，与属于心经本身病变的心痛相混。直至金元时代，《兰室秘藏》首立"胃脘痛"一门，将胃脘痛的证候、病因病机和治法明确区分于心痛。明清时期进一步澄清了心痛与胃脘痛相混淆之论，引《医学正传·胃脘痛》语，"古方九种心痛……详其所由，皆在胃脘，而实不在于心也"。《明医指掌·心痛证》载："世人患真心痛者极少……今之患心痛者，乃胃脘与心包络痛耳。"《证治准绳·心痛胃脘痛》载："或问丹溪言痛即胃脘痛然乎？曰：心与胃各一脏，其病形不同，因胃脘痛处在心下，故有当心而痛之名，岂胃脘痛即心痛者？"《正字通·肉部》认为"胃之受水谷者曰脘"，《正字通》是清初著名的字典，也是编纂《康熙字典》时参考的蓝本之一。以上说明，明清时期已将胸痹心痛与胃脘痛区分开。

如上所述，中医文献有胃脘和胸混淆合称的现象，这一现象到明清时期得到了较为彻底的纠正。在上述学术背景下叶天士言："古人辨论者多且精矣，兹不复赘。但厥心痛与胃脘痛，情状似一，而症实有别，世人因《内经》胃脘当心而痛一语，往往混而视之。不知厥心痛为五脏之气厥而入心胞络，而胃实与焉，则心痛与胃痛，不得不各分一门。"他提出脘痹，以与胸痹对应，从而有利于临床胸痹和脘痹区别对待，这一划分亦符合《中医内科学》所陈述的学术背景。如此看来，称为脘痹胃痛，更与胸痹心痛对仗，且符合叶天士与胸痹心痛对应区别提出脘痹的特点。但叶天士命名脘痹，未径直命名胃痹，表明脘痹并非只涉及胃，脘痹医案亦可佐证这一点。上溯《黄帝内经》，结合脘痹医案，叶氏所提脘痹与《素问·痹论》中脾痹、肠痹和肺痹关系均密切，在第一章"内伤致痹"部分中，我们已经列举了部分相关医案。

关于"痹"字的含义。谈到痹，人们更多的是将痹视同为痹证，实则不然，痹亦有病机属性。如周仲瑛教授主编的《中医内科学》中指出：痹证是以病机命名的疾病，可见痹属病机之一。而痹证是病名，两者属不同层次的概念。《临证指南医案·痹》中亦强调："其实痹者，闭而不通之谓也。"《叶氏医案存真》记载："痹者，气血凝滞之义。"痹作为病机，其本质为气血津液不通，可出现在多种疾病中，如脘痹、痹证、胸痹、肺痹及咽喉痹等。

概括讲，叶氏所提脘痹可能是一种以病机结合发病部位命名的独立病证，其主要病机特点为脘部气血不通。强调脘痹，用以与胸痹心痛区分鉴别，这符合明清时期进一步澄清了心痛与胃脘痛相混淆之论的学术背景。

（二）叶天士所提脘痞内涵

1."痞"字含义

一是痞结成形之痞即积聚之类。该意可见《难经》和《济生方》。《难经·五十六难》记载："脾之积，名曰痞气，在胃脘，覆大如盘，久不愈。令人四肢不收，发黄疸，饮食不为肌肤。"《济生方·癥瘕积聚门》记载："痞气之状，留于胃脘，大如覆杯，痞塞不通，是为脾积。"

二是痞满之痞。该意可见《黄帝内经》和《伤寒论》。《素问·五常政大论》说："卑监之纪……其病留满痞塞。"张仲景在《伤寒论》中明确指出："满而不痛者，为痞。"《伤寒论》第151条："脉浮而紧，而复下之，紧反入里，则作痞，按之自濡，但气痞耳。"

叶氏所提脘痞当为痞满之痞，包含张仲景所提"心下痞"含义，但不完全相同。上文已阐释脘的含义，到明清时期，已清晰界定脘和胸的不同。同时，"心下痞"为太阳病误下导致的变证，叶氏用脘痞，可能具有突破张仲景心下痞为变证的局限，将脘痞视为一种杂病。可能是基于以上考虑，叶天士使用脘痞以示区分，便于指导临床。按部位讲，痞满之痞可分为胸痞和脘痞，《临证指南医案·痞》有"胸痞"和"脘痞"之称。

2. 脘痹与脘痞的鉴别

《临证指南医案》14个门类均有脘痹的记载，同时在叶天士不同著述中均记载了脘痹，表明脘痹确实是叶天士或其医案记录者的本意。尽管"痹"与"痞"的发音相近，但作为中医学术语，两字所指内涵明显不同。《叶天士晚年方案真本》杨氏案记载："心事闷萦，腑膈痞痹"，表明叶天士或叶氏医案记录者明晰"痞"和"痹"内涵不同，须区分记录，不可互用混淆。

脘痞作为痞满之一，更多强调脘部痞闷、痞胀，是以症状命名，如无脘部痞满则不能诊断为该病证。叶氏提出的脘痹更强调脘部气血津液不通，其名是以病机命名，范围更加广泛。脘痞病在气分，脘痹涉及气血津液。此外，明清时期澄清了心痛与胃脘痛相混淆之论，在这个学术背景下，叶氏所提脘痹更多有胃脘痛的症状，相关医案描述亦可见此特点，而脘痞当无胃脘痛之症。

3. 脘痹与脘痞的联系

脘痹从病机立名，脘痞从症状立名，二者立名角度不同，具有交叉重合之处。加之病位均在脘部，两者具有较为密切的联系。

脘痹和脘痞的联系主要体现在脘痞向痞结之痞、胃痛和噎膈等病演变方面。脘痞为痞满之痞，含张仲景所言"气痞"和"心下痞"，病在气分。《临证指南医案·积聚》吴氏案记载："右胁有形高突，按之无痛，此属瘕痞。"本篇白氏案亦记载："纯是脾胃受伤，积聚内起，气分受病，痞满势成，与疟母邪结血分，又属两途。"以上医案描述，均体现痞满可具有向痞结之痞（积聚）转化的可能。周仲瑛主编的《中医内科学》也指出：痞满日久不愈，气血运行不畅，脉络瘀滞……亦可产生胃痛或积聚、噎膈等变证。可见，脘痞向胃痛、积聚和噎膈的转化过程中，病由气分入血分是其关键病机特点。诚如《临证指南医案·积聚》王氏案记载："气钝血滞，日渐瘀痹，而延癥瘕。"本文对脘痹医案的梳理也表明脘痹后期瘀血证亦出现噎膈。

脘痹处于脘痞向痞结之痞（积聚）、噎膈等转化的过程中，这种转化体现了由气分向血分转化的病机特点。因此，脘痹轻证常兼有脘痞特点，重症则会兼有积聚和噎膈等病证的特点。

总的来说，叶氏所提脘痹有时可作为一种以病机结合发病部位命名的独立病证，其主要病机特点为脘部气血津液不通。推测叶天士提出脘痹的用意有二：一是强调脘痹胃痛，用以与胸痹心痛对应鉴别，这符合明清时期进一步澄清了心痛与胃脘痛相混淆之论的学术背景；二是强调脘部气血津液不通，用以阐明脘部痞满发展为痞结之痞和噎膈的疾病演变。这在一定程度上，深化了痞满发展为积聚和噎膈的认识。

第二节　通脘痹治阳痿

一、脘痹可致阳痿

《素问·玉机真脏论》记载："五脏者，皆禀气于胃，胃者五脏之本也。"《素问·五脏别论》亦言:"胃者,水谷之海,六腑之大源也。"可见胃对脏腑重要的基础性作用。《素问·痿论》记载:"阳明者,五脏六腑之海,主润宗筋,宗筋主束骨而利机关也。"《素问·阳明脉解》亦指出"阳明主肉"。可见胃对四肢筋骨肌肉功能的决定性影响。

《素问·太阴阳明论》记载:"帝曰:脾病而四肢不用何也?岐伯曰:四肢皆禀气于胃而不得至经,必因于脾乃得禀也。今脾病不能为胃行其津液,四肢不得禀水谷气,气日以衰,脉道不利,筋骨肌肉皆无气以生,故不用焉。"其中,"不得至经""不能为胃行其津液""脉道不利"等都属痿的本质特征,究其原因,是脾导致胃的津液不行,从而四肢筋骨肌肉不得濡养,发生四肢不用(痿)。因此,脾胃的生理功能决定了其异常时对身体影响的普遍性。胃为腑,通降是其常,脾虽为脏,但主运化水谷。《临证指南医案·脾胃》强调:"大凡脾阳宜动则运""水谷之湿内著,脾阳不主默运,胃腑不能宣达",表明脾阳宜运通,同时脾阳对胃腑宣达有直接影响。

清代医家汪廷元记载胡会泾学兄一案就是《黄帝内经》该段论述的明证:胡会泾学兄,性素嗜饮,病手足痛痹,已近匝月。一日初更,忽中脘大痛……今四肢痛轻而中脘大痛者,由湿热内壅,而气不得通也……以药疏利其气,则痛自已,乃实邪,非虚脱也,君何虑焉。与陈皮、苍术、香附、枳壳、茯苓、金铃子、栀子。一剂而痛除。次日手足仍痛，饮食少进，小便黄浊，予谓脾主四肢，喜燥而恶湿，善饮之人，湿热积于中宫，故痛在四肢，而不饥少食，为之祛湿泄热，即以疗痛而强脾。又治湿热，必利小便，今小便黄浊，在下者引而竭之可也。用苍术、葛根、栀子、黄柏、黄芩、川萆薢、猪苓、泽泻等。服至旬余，每食加餐，病俱霍然。本案湿热阻中，气机不畅，不通则痛，遂令中脘大痛；脾司运化主四肢，湿热困顿中焦，故痛在四肢。

可见，湿热痹阻中焦可导致四肢痿废不用，即脘痹致痿。

如上文所讲，痹的本质为不通，根据《素问·痹论》"凡痹之类，逢寒则虫，逢热则纵"和《素问·痿论》"痹而不仁，发为肉痿"等论述，参考文献记载，结合临床实践，笔者凝练提出"因痹致痿"病机及"通痹治痿"法。《临证指南医案·痹》宋案亦记载了："此由湿痹之症失治，延为痿废沉疴矣。"

痿之为言，萎也。萎者，象木之梢杪之萎垂形，而义谓木萎及草萎。盖人病筋肉弛缓枯细、肢体无力运动者，似此木死枯萎、枝杪下垂之状貌。故古人即初以萎而称之，后又冠以病符而字作"痿"矣。张子和在《儒门事亲·指风痹痿厥近世差玄说二》中指出："弱而不用者为痿"，弱而不用是痿的本质特征。

脘痹主要病位在脾胃，脘痹亦有因痹致痿的演变之机。

《叶天士晚年方案真本》宋案指出："脾阳不得旋转运行胃津"，《素问·太阴阳明论》记载的脾病而四肢不用，其具体致病过程亦可用脘痹导致的四肢不用（痿）解释。

叶氏所提脘痹可能是一种以病机结合发病部位命名的独立病证，其主要病机特点为脘部气血津液不通。宗筋者，前阴也，前阴者，宗筋之所聚，太阴阳明之所合也。宗筋全赖气血津液的濡养滋润才能维持正常生理功能。正如《临证指南医案》所指："纳食不旺，精气必虚，况男子外肾……不亦难乎。治惟有通补阳明已。"因此，阴茎勃起功能的正常离不开气血的充盈与推动，脾胃功能的失调必然会引起气血津液不足或气血津液运行不通畅，进而引发阳痿。故其治当调治脾胃，虚则补之、实则泻之，以复气血生化、运行之机，助气血灌注阴茎。明晰脘痹与阳痿关系具有较为广泛的临床实践价值。

二、通脘痹治阳痿主证治法

根据"治痿者独取阳明"与"因痹致痿"病机及"通痹治痿"法，提出"通脘痹治阳痿"思路。

《素问·痿论》言："治痿者独取阳明。"《灵枢·根结》曰："太阳为开，阳明为阖……阖折则气无所止息而痿疾起矣，故痿疾者取之阳明。"后世在此基础上逐渐发展为"治痿独取阳明"，重视在治疗痿证的时候对阳明经立法处方用药；

而阳痿亦与痿证有颇多相似之处，阳明属胃，脾胃健运，则气血津液化生有源，灌溉充足，脏腑功能转旺，筋脉得以濡养，有利于痿病的恢复。通脘痹治阳痿是通痹治痿与"治痿独取阳明"的结合。

气血运行条畅，无所痹阻，是气血灌注阴茎的必要条件。脾胃为气机升降枢纽，脾胃升降协调，有助气血运行条畅，为阴茎勃起提供了功能基础。脾胃又主运化水湿，脾胃功能正常，则水津四布养四脏，运化不及，则蕴湿成痰，影响气血运行而成痿，如《沈氏尊生书》言阳痿"阴湿伤阳，阳气不能伸举，亦致阴痿不起"，且痰湿蕴结脾胃，影响气血运行的同时，还会蕴湿生热，耗伤气血，致阳痿不起，如《景岳全书·阳痿》中记载："亦有湿热炽盛，以至宗筋弛纵"。

脘痹伴有正虚者，通痹补虚以起痿。阴茎者，宗筋所聚，靠气血以濡养，靠气血以充实。脾胃作为气血生化之源，为阴茎的勃起提供物质基础，血足则阴茎有所充，气足则血行有力，如脾胃虚弱、气血生化不足，则阴茎失充养、痿弱不用，如林珮琴在《类证治裁》中言："宗筋为气血之孔道，而阳明实气血之化源，阳明衰则宗筋不振"，明确指出阴茎勃起赖脾胃化生气血流注阴茎，气血不及则阴茎失充，其治当调治脾胃以复气血生化、运行之机，助气血灌注阴茎。叶天士亦在《临证指南医案》中指出："男子外肾，其名为势，若谷气不充，欲求其势雄壮坚举，不亦难乎？治惟通补阳明而已。"再如《景岳全书·阳痿篇》说："凡思虑焦劳忧郁太过者，多致阳痿，盖阳明总宗筋之会……若忧思太过，抑损心脾，则病及阳明冲脉……气血亏而阳道斯不振矣"，其治当健运脾胃，以生化气血，灌注阴茎。

可见，其治当遵从中医治病求本的原则，以调理脾胃为基础，虚则补之，实则泻之，以复气血的生化、运行，总在通痹增加阴茎血液灌注以起痿。另外，五脏气化失调皆可致痿，非独脾胃，但其余四脏失调致痿常伴有脾胃的功能失调，故在对证治疗的同时，当谨记调治脾胃。

三、通脘痹治阳痿兼证治法

1. 通脘痹养心以起痿

心主神明，司情欲，心神宁静而不乱，是气血灌注阴茎的启动因素，而脾胃生化气血以养心神，生情欲。思虑过度，损伤心脾，可导致阳痿。《素问·阴阳别论》载："二阳之病发心脾，有不得隐曲，女子不月。"王冰、张景岳、张志聪、高士宗等诸贤将"不得隐曲"解释为"不得为房帏之隐曲也"，四川省名中医李孔定认为"不得隐曲"所指的便是男子阳痿。《名医集览》亦云："精之蓄泄，无非听命于心"，王祖龙教授认为，心的气、血、阴、阳失调，皆可导致阳痿。心神得气血滋养，才能促使情欲萌动，调控精血蓄泄，而脾胃为心血养神提供了物质基础。心脾之间的关系，还体现在脾胃不和致心神不宁，如李东垣在《脾胃论》中言："若心生凝滞，七神离形，而脉中唯有火矣。善治斯疾者，惟在调和脾胃"，其病在心，其治却在调脾胃。

2. 通脘痹疏肝以起痿

肝主疏泄，其体在筋，阴茎勃起赖肝疏泄气血以灌注，亦赖脾胃生化气血和协调气机，助肝疏泄气血。《杂病源流犀烛·前阴后阴病源流》中称："有失志之人，抑郁伤肝，肝木不能疏达，亦致阴痿不起。"孙自学认为，肝失疏泄是导致阳痿发病的关键病机。而脾胃为气血生化之源，脾胃生化气血充足，则肝有所疏泄，阴茎得以灌注；脾胃为气机升降枢纽，气机升降协调有助肝气条畅，以疏泄气血。脾胃主运化水湿，脾胃运化功能虚弱或感受外邪过重，易蕴湿生痰，致脾胃生化气血障碍。同时，痹阻经络，致肝疏泄气血失职，阴茎亦失灌注，因痹致痿。黄元御在《四圣心源》中亦有言："木生于水而长于土……土弱而不能达木，则木气郁塞，肝病下陷而胆病上逆"，其言肝气生于肾，但是其滋养却在脾土，脾主升清，有助肝气生长，脾虚不升，则难以助肝升行。

3. 通脘痹补肾以起痿

肾者作强之官，内藏元阳鼓动气血灌注阴茎，脾胃为后天之本，资益先天元阳。《诸病源候论》云："劳伤于肾，肾虚不能荣于阴器，故痿弱也。"郭军认为，阳痿的病机是肾虚为本，临证应注重补益肾气。随着生活方式的改变，加班熬夜、恣情纵欲成为一种常态，先天肾精难以支撑，唯得后天不断补充，精气方可源源不竭，鼓动气血运行，阳起而不病。如脾胃功能障碍，生化气血不足，则不能滋养先天，终致肾气不足，雄势不起，其治当调补后天脾胃，兼益肾气，以改善气血运行无力、勃起困难的状态。如《古今医案按·阳痿》云："《内经》云：阳明者，五脏六腑之海，主润宗筋。所以胃强善啖之人，其于欲事必强，反是则痿而不举，或举而不坚，是胃气能为肾气之助。"

第三节　叶天士辨治脘痹医案研究

整理叶天士辨治脘痹医案，以揭示其所提脘痹的内涵及总结其治疗脘痹的特色经验，深化对脘痹的认识，丰富叶天士脾胃学说。同时，也丰富完善通脘痹治阳痿的方药，提升该治疗思路的实践价值。

一、医案收集

收集叶天士治疗脘痹的医案，总结其治疗脘痹经验。本书以《叶天士医学全书》（黄英志主编，中国中医药出版社

2015 年 3 月第二版）中 7 本叶天士著述为参考，分别从《临证指南医案》中纳入医案 16 则，《种福堂公选医案》中纳入医案 1 则，《叶氏医案存真》中纳入医案 1 则，《叶天士晚年方案真本》中纳入医案 1 则，《眉寿堂方案选存》中纳入医案 1 则，《未刻本叶天士医案》中纳入医案 11 则，共计 31 则。

由于首次开展脘痹的学术探讨，为科学严谨界定脘痹内涵，确保研究的质量，医案纳入遵循严格的纳入标准，具体有两条：

第一，医案中须有"脘痹"二字，且两字须连续，不可间断。例如"胃脘痛痹""右脘痛痹""脘中痹痛"不符合该标准。

第二，脘痹为完整语义的单独词语。例如："胸脘痹塞而痛""胃脘痹痛""中脘痹痛"不符合该标准。

为阅读方便，笔者为每个案例编了序号，并提供了医案在《叶天士医学全书》中的页码与原文。（表 2-1）

表2-1 所选31则医案列表

案序	患者	医案内容	处方用药
1	P86 汪	舌灰黄，脘痞不饥，形寒怯冷。脾阳式微，不能运布气机，非温通莫能宣达（脾阳虚）	半夏、茯苓、广皮、干姜、厚朴、荜茇
2	P249 程	秽浊阻遏中焦，气机不宣。当用芳香逐秽，兼以疏泄（秽浊阻气）	藿香、厚朴、杏仁、莱菔子、半夏、广皮白
3	P353 曹四六	（初诊）述去冬因恼怒时食厚味，遂致不饥，嗳气脘痞，食物不下，视舌上布苔如粉，不渴不饥，大便通调，辛温定浊。	厚朴、草果仁、姜汁、荜茇、生益智仁、广皮白
		（二诊）前因阴结浊聚，舌苔白厚，不渴饮，用芳香辛温得效。近日食物不馁，脘阳办衰。水谷气凝，清阴再鉴为呕，舌苔犹未净，便下白腻如冻，腑阳办衰	公丁香柄、荜茇、茯苓、生益智仁、厚朴、生干姜
4	P979	酒客夹湿发热，秽未宣达，蒸黄脘痞，湿温内郁，法宜和之	茵陈、广白、连皮豆卷、桔梗、生草
5	P989	气阻脘不饥	枳壳、炒麦芽、半夏曲、橘红、老苏梗、白茯苓
6	P995	气阻脘痞	苏梗汁、香附汁、枳壳汁、桔梗汁

续表

案序	患者	医案内容	处方用药
7	P1000	热退脘痹，不饥不大便	杏仁、半夏、连皮茯苓、厚朴、橘白、炒熟麦芽
8	P1002	气阻脘痹，发热	枇杷叶、半夏、茯苓、生姜汁、杏仁、橘白
9	P985	气阻脘痹	枳壳、茯苓、厚朴、半夏、橘白、杏仁
10	P1015	气郁不宣，脘痹不饥	金石斛、半夏、枇杷叶、广皮白、杏仁、枳壳
11	P1019	气阻脘痹	枇叶（枇杷叶）、杏仁、枳壳、苏子、橘红、桔梗
12	P1020	气郁脘痹	苏梗汁、香附汁、枳壳汁、桔梗汁
13	P1016	湿阻不泄，脘痹不饥	杏仁、半夏、茵陈、莱菔子、厚朴、广白、茯苓皮（茯苓皮）、槟榔汁
14	P1007	疟止，脘痹不饥，咳嗽痰多，此阴伤湿未净，治以温通	半夏、姜渣、橘白、茯苓、厚朴、杏仁

案序	患者	医案内容	处方用药
15	P117 毛氏	旧有胃痛、脘痹、呕吐之病，秋前举发，已得小安。近痛呕复来，身体焗热。宿病未罢，而暑热秽气上受侵人，三焦混淆，恐内闭变现痉厥（暑秽内结）	川连、淡黄芩、半夏、姜汁、焦山栀、枳实汁
16	P606	高年正气已衰，热邪陷伏，故间疟延为三日，此属厥象。气欲脱，胃虚客逆，恐有呕吐呃忒之变。议用旋覆代赭气，合泻心法以开热邪壅结为主	人参、川连、干姜、白芍、旋覆花、代赭石、乌梅、牡蛎、半夏
17	王五十	惊恐恼怒动肝，内风阳气沸腾。脘痹咽阻，筋惕肌牵，皆风木过动，致阳明日衰。先以镇阳息风法（惊恐动肝）	阿胶、细生地、生牡蛎、川斛、小麦、茯神
18	P90 姚	寒热呕吐，胁胀脘痹，大便干涩不畅。古云：九窍不和，都属胃病。法当平肝木，安胃土	更常进人乳、姜汁，以益血润燥宜通。午后议用大半夏汤。人参、半夏、茯苓、金石斛、广皮、菖蒲
19	P97 唐氏	三焦不通，脘痹腹胀，二便皆秘。前方开手太阴肺，苦辛润降，小溲得利。兼进小温中丸，泄肝平胃，脉势十减有五，但间日寒热复来，必是内郁之气，阳明条达，多寒战栗	议用四逆散和解，其小温中丸仍用。生白芍、枳实、柴胡、黄芩、半夏、杏仁、竹茹、生姜
20	P112 钱三七	脉细，右坚大，向有气冲，长夏土旺，吸吐不纳食，头胀脘痹，无非厥阳上冒。议用苦辛降逆，酸苦泄热。不加嗔怒，胃和可愈	川连、半夏、姜汁、川楝子皮、乌梅、广皮白

濒湖脉学白话通

106

案序	患者	医案内容	处方用药
21	P242 王氏	气逆填塞胸阻咽，脘痹而痛。病由肝脏厥气，乘胃入膈，致阳明经脉失和。周身掣痛，夜甚昼缓者，皮亥至阴，为肝旺时候也。此症多从惊恐嗔郁所致，失治变为昏厥	半夏、姜汁、金铃子、延胡、杏仁、瓜蒌皮、香豉、白蔻
		又，痛缓、夜深复炽，前后心胸板掣，脉左数，病在血络中	金铃子、延胡、桃仁、归须、郁金、白豆蔻
22	P173 秦氏	年前肝风眩晕，主以凉血分，和阳息风，一年未发。今岁正月春寒，非比天暖开泄。此番病发，必因劳怒触动情志，微冷倏热，交丑黄渐作耳鸣咽痹，食纳久留脘中。想少阳阳火火盛于子黄，胆脉贯耳，而逆之威必向阳明，而右上凭诸药，胃逆右降，食味不甘，而脘中逆乱。熏蒸日炽，营血内耗，无以养心，斯痹不宣痒，心漓汤漾，有难以名状之象。今头重脘痹，阻遏清阳，前方滋清，血药居多，必不奏功。今议汤剂处方，辛通其痹，冬藏未为坚固可知（风火上升，血药滋清。汤宜小其制度，以久病体虚。忌宜辛通其郁）	其丸剂当以局方龙荟丸，暂服半月再议。连翘（一钱半）、黑栀皮（一钱），羚羊角（一钱）、鲜菊叶（三钱）、紫菀（三钱）、郁金（三分）、大杏仁（三钱、去皮、尖、勿研、六粒）、土瓜蒌根（一钱）、鲜菖蒲根（四分、忌铁）、午服
23	P45 某五一	脘痹咳嗽	鲜枇杷叶（三钱）、叭哒杏仁（三钱）、桔梗（一钱）、川贝（二钱）、冬瓜子（三钱）、蜜炙橘红（一钱）

案序	患者	医案内容	处方用药
24	P107某	气阻脘痹，饮下作痛，当开上焦（肺气不降胸脘痹阻）	枇杷叶、大杏仁、苏子、降香汁、白蔻仁、橘红
25	P108俞女	脘痹身热，当平气分	杏仁、瓜蒌皮、枇杷叶、广皮、枳壳汁、桔梗
26	P126某女	温邪，形寒脘痹，肺气不通，治以苦辛	杏仁、瓜蒌皮、郁金、山栀、苏梗、香豉
27	P928	暑风未变成疟，脘痹气喘，欲吸，乃上焦受病。正气久虚，无发散消导，更通大便之理。此乃风寒停受气，与风寒停食不相俾者	杏仁、花粉、黄芩、苏梗、白蔻、厚朴
28	P909 王五十一岁	血枯，脘痹便艰，患格拒妨食	麻仁、桃仁、郁李仁、苏子、柏子仁、归梢
29	P111某	积劳有年，阳气渐衰，浊凝瘀阻，脘中常痛，怕成噎嗝便塞之症（阳衰脘痹血瘀）	桃仁、红花、延胡、川楝子、半夏、橘红、郁金汁、瓜蒌皮
30	P270某三六	经闭两月，脘痹呕恶。此气窒不宣，胃阳得钝使然。当用和中为主（胃阳不运）	半夏曲、老苏梗、茯苓、广皮、枳壳、川斛
31	P196某	腹鸣晨泄，颧眩脘痹，形质似属阳不足。诊脉小弦，非二神、四神温固之症。盖阳明胃土已虚，厥阴肝风振动内起，久病而为飧泄。用甘以理胃，酸以制肝	人参、茯苓、炙草、广皮、乌梅、木瓜

二、证型及治疗

（一）医案整理与解读方法

证型决定治法方药。笔者按证型分类将 31 则医案进行了归纳（表 2-2）。

中医临床遣方用药既取决于辨证结果，亦重视临床表现，例如，咳嗽和胁痛同时出现肝气郁结证型，但因咳嗽和胁痛临床表现不同，尽管两个症状的证型相同，但具体处方用药会各有侧重和特点即是此原因，即处方用药取决于证型和临床表现。病机是证型和临床表现治疗的纽带，病机与证型具有高度相关性和一致性。因此，本部分以脘痹证型为主线，以病因病机为纽带，以临床表现、病机及处方用药为主要内容，分析叶天士辨治脘痹医案。

表2-2 31则脘痹医案的证型分类

证型	医案序号	医案数
脾胃气滞证	1、2、3、4、5、6、7、8、9、10、11、12、13、14、30	15
肺失宣肃证	10、22、23、24、25、26、27	7
肝盛乘胃证	12、16、17、18、19、20、21、22、31	9
瘀血证	21、28、29	3
秽浊阻滞证	2、3、15、19	4
预后转归	3、15、16、20、21、22、28、29	8

（二）医案分析与总结

1. 脾胃气滞证

（1）临床表现

脾胃气滞证医案，以临床表现和遣方用药为研究视角，临床表现包括症状体征和舌象脉象两列。由于舌象脉象和治法记载较少，单独分析舌脉，易发生以偏概全，所以将舌脉治法梳理分析，与症状体征同时整理，这也符合四诊合参理念。临床表现的分析只关注症状体征。（表2-3）

表2-3 脾胃气滞证医案

医案序号	患者	症状体征	舌象脉象	医案中的病因病机	治法	处方用药
1	P86汪	脘痞不饥，形寒怕冷	舌灰黄	脾阳式微，不能运布气机（脾阳虚）	非温通焉能宣达	半夏、茯苓、广皮、干姜、厚朴、草麦
2	P249程	腹痛脘痞		秽浊阻遏中焦，气机不宣（秽浊阻气）	芳香逐秽，兼以疏泄	藿香、厚朴、杏仁、莱菔子、半夏、广皮白
3	P353曹四六	（初诊）不饥，嗳气脘痞，食物不下，不渴饮，大便通调	舌上布厚苔如粉	去冬因怒时食厚味，太阴脾阳为寒浊凝蔽	辛温定法	厚朴、草果仁、姜汁、生益智仁、广皮白
		（二诊）便下白腻如冻	舌苔犹未净	用芳香辛温得效，不饥，水谷气瘕，脘阳亦衰，近日食物，清阳再窒		公丁香柄、草麦、茯苓、生益智仁、厚朴、生干姜
4	P979	酒客夹湿发热，痞未宣达，蒸黄脘痞		湿温内郁	法宜和之	茵陈、广白、连皮豆卷、梗、生草
5	P989	脘痞不饥		气阻		枳壳、炒麦芽、半夏曲、红、老苏梗、白茯苓
6	P995	脘痞		气阻		苏梗汁、香附汁、枳壳汁、桔梗汁
7	P1000	热退脘痞，不饥不大便				杏仁、半夏、连皮茯苓、朴、橘白、炒熟麦芽

医案序号	患者	症状体征	舌象脉象	医案中的病因病机	治法	处方用药
8	P1002	脘痞，发热		气阻		枇杷叶、半夏汁、杏仁、茯苓、生姜、橘白
9	P985	脘痞		气阻		枳壳、茯苓、厚朴、半夏、橘白、杏仁
10	P1015	脘痞不饥		气郁不宣		金石斛、半夏、枇杷叶、广皮白、杏仁、枳壳
11	P1019	脘痞		气阻		枇杷叶（枇杷叶）、杏仁、枳壳、苏子、橘红、桔梗
12	P1020	脘痞		气郁		苏梗汁、香附汁、枳壳汁、桔梗汁
13	P1016	脘痞不饥、不泄		湿阻		杏仁、半夏、广皮、厚朴、茵陈、莱菔子、茯苓皮（茯苓皮）、槟榔汁
14	P1007	疟止、脘痞不饥、咳嗽痰多		阳伤湿未净	治以温泄	半夏、姜渣、厚朴、杏仁
30	P270 某三六	经闭两月，脘痞呕恶		气窒不宣，胃阳碍钝使然（胃阳不运）	和中为主	半夏曲、老苏梗、茯苓、橘白、广皮、枳壳、川斛

根据表 2-3，梳理主要临床表现如下：

不饥、嗳气、呕吐等胃气上逆或停滞症状，食物不下、腹痛、不大便、便下白腻如冻等胃失通降症状。其中，不饥症状出现 7 次，为出现频次最多的症状，可认为是脘痹脾胃气滞证的比较特异性症状。

此外，序号 1 医案还见形寒怯冷、舌灰黄，序号 14 医案为阳伤湿未净，均有脾阳虚病机；序号 30 医案气滞导致胃阳不运而见经闭呕恶；序号 3、4、13、14 医案还见咳嗽痰多、不渴饮、发热及蒸黄等湿邪阻滞症状。

症状体征与病因病机两列综合分析显示，15 则脘痹医案中，大部分医案以脾胃气滞证为主，序号 1 和 14 医案涉及阳虚，序号 1 为脾阳不运，序号 30 为胃阳不运；序号 3、4、13、14 医案涉及湿邪阻滞，或为湿热或为寒湿。可见，脾胃气滞证项下有脾阳亏虚证和湿邪阻滞证两个兼夹证。

阴性症状或体征。在上述医案中，有部分医案记载了大便通调、不渴饮等阴性症状或体征，也就是记载了没有表现出的症状，值得探讨和总结。阳性症状或体征是指身体出现不该出现的症状体征。与之对应，阴性症状或体征指没有出现这些症状或体征。

序号 3、4、13 医案"大便通调""不渴饮""疹未宣达"及"不泄"均属此类，表明叶天士重视阴性症状或体征在辨证治疗中的作用，辨证细致入微，体现了《素问·至真要大论》记载的"有者求之，无者求之"的理念。

不渴饮佐证了序号3医案"脾阳为寒痰浊气凝遏"的病机判断。"大便通调"提示序号3医案"脾阳为寒痰浊气凝遏"尚未影响胃腑通降功能或脾的清阳上升功能。而该患者第二诊时，由于"近日食物不慎，水谷气凝，清阳再窒……腑阳亦衰"大便则变为"便下白腻如冻"。

序号4医案中"疹未宣达"提示"湿温内郁"的病机判断。

序号13医案中，"湿阻不泄，脘痹不饥"。脾胃湿邪本易出现腹泻，但因为"阻"和未伤及脾阳，所以湿邪未能致泄，因此，从"不泄"判断了上述病机特点，遣方用药中含有莱菔子和槟榔汁，既能通"阻"，又不必虑其伤正。

序号3和14两则医案提示脘痹患者大便情况是脾胃功能的反映指标之一，临床时须通过大便通调与否推测胃腑是否通畅、脾阳升清功能正常与否。

（2）治疗

脾胃气滞证中有单纯脾胃气滞者，同时有兼夹阳虚或湿邪阻滞的医案。

1）脾胃气滞主证

①基本分析

序号2、5、6、7、8、9、10、11及12的医案均属脾胃气滞证。其中，5则医案指出病机为"气阻"（序号5、6、8、9、

11），2 则医案指出病机为"气郁"（序号 10 和 12），1 则医案指出"气机不宣"（序号 2）。由此可明确 9 则医案均属气滞，但医案文字较少，有的医案未明确指出病位在脾胃，考虑案中有"脘痹"，加之以药推测病位及通盘考虑全部医案，可认为病位在脾胃。

表 2-4 中，序号 6 医案和序号 12 医案用药完全相同：苏梗汁、香附汁、枳壳汁和桔梗汁。序号 6 医案为"气阻脘痹"，序号 12 医案为"气郁脘痹"，一字之差，恐"阻"和"郁"有深意，尽管用药相同，未敢合并。综合下文脾胃气滞证两个兼夹证型用药分析，可将杏仁、厚朴与苏梗、香附、枳壳和桔梗归为脘痹的"通气六药"，在脘痹脾胃气滞证医案，常据病机或症状择其中药物加入方中。

表2-4　序号6和12两则医案对比表

医案序号	症状体征	医案中的病因病机	处方用药
6	脘痹	气阻	苏梗汁、香附汁、枳壳汁、桔梗汁
12	脘痹	气郁	苏梗汁、香附汁、枳壳汁、桔梗汁

表 2-5 中，序号 8 医案"气阻脘痹，发热"当与序号 7"热退脘痹，不饥不大便"互参。

两案发病经过均应为外邪侵袭上焦，进而伤及中焦，或素有中焦气机不畅，上焦又受外邪侵袭。所以两案用药均有杏仁、半夏、茯苓、橘白以运中焦，开肺气。序号7已经热退，已无外邪，或邪已入里，所以未用序号8医案中的枇杷叶和生姜汁以治发热。热虽退，但新增"不饥不大便"，所以加炒熟麦芽和厚朴。

序号5和序号9医案均以气阻为病机，序号5医案以不饥为主要症状，所以处方以基本方（半夏曲、茯苓、橘红）加炒麦芽和"通气六药"中的枳壳、苏梗以加强治疗不饥的功效，可见序号5有食积的情况。

与序号5相比，序号9医案，未记述具体症状，但用药改序号5医案中的半夏曲和橘红为半夏和橘白，提示序号9无食积。与序号7相比，序号9用药减炒熟麦芽，加了枳壳，可将序号9医案视为是序号7医案患者的轻症或恢复期。

表2-5 序号5、7、8和9四则医案对比表

医案序号	症状体征	医案中的病因病机	处方用药
5	脘痹不饥	气阻	半夏曲、白茯苓、橘红、枳壳、炒麦芽、老苏梗
7	热退脘痹，不饥不大便		半夏、连皮茯苓、橘白、杏仁、厚朴、炒熟麦芽
8	脘痹，发热	气阻	半夏、茯苓、橘白、杏仁、生姜汁、枇杷叶
9	脘痹	气阻	半夏、茯苓、橘白、枳壳、杏仁、厚朴

（注：为便于对比两则医案处方用药，笔者调整了原案药物顺序，下同）

表2-6中，序号2和序号10医案病机有类似之处，均是

气"不宜"。序号2医案为秽浊阻滞，治以祛邪为主，故用芳香逐秽，兼以疏泄。而序号10医案为气自郁，不宣达，有化热之机，故用疏泄，佐以石斛和枇杷叶清理肺胃之阴。序号11医案患者气阻有气逆之机，所以用枇杷叶、杏仁、苏子等以降气行气。

表2-6　序号2、10和11三则医案对比

医案序号	症状体征	医案中的病因病机	治法	处方用药
2	腹痛脘痞	秽浊阻遏中焦，气机不宣（秽浊阻气）	芳香逐秽，兼以疏泄	广皮白、半夏、杏仁、厚朴、藿香、莱菔子、
10	脘痞不饥	气郁不宣		广皮白、半夏、杏仁、枳壳、金石斛、枇杷叶
11	脘痞	气阻		枇杷叶、杏仁、苏子、枳壳、橘红、桔梗

②推荐代表方药

通过以上分析，脘痞脾胃气滞证，陈皮、半夏、茯苓为基本方，杏仁、厚朴、苏梗、香附、枳壳和桔梗为"通气六药"，临床可择其加入基本方。伴有肺部症状时，可加杏仁、厚朴、桔梗、枇杷叶等；涉及食积时，可加枳壳、苏梗、炒麦芽等；气滞化热趋向时，可加枇杷叶、石斛；气滞有上逆趋向时，可加枇杷叶、杏仁、苏子等降气之品。

2）兼有阳虚

①基本分析

序号1和序号14医案均属脾胃气滞兼有阳虚病机，两案

具有可比性，可同时分析。

因两则医案均有阳虚，所以治法均有温法。然而，序号1医案采用温通法，因其脾阳亏虚，气机不能运布，温以补阳，通运气机；而序号14医案采用温泄法，因其阳虚兼有湿邪，温补其阳，泄以祛湿。两则医案用药基本相同，可认为只有一味药不同，序号1医案是荜茇，而序号14医案用的是杏仁，细微之处，更显深意，荜茇与全方正是"温通"的直接体现，而杏仁与全方更能达祛湿以成"温泄"之效，且杏仁既可治疗"咳嗽痰多"，又有间接治疗脘痹功效（详解可参考下文"肺失宣肃证"）。表2-7直观展示了两则医案的具体信息。

表2-7　序号1、14和30三则医案对比表

医案序号	症状体征	医案中的病因病机	治法	处方用药
1	脘痹不饥，形寒怯冷	脾阳式微，不能运布气机（脾阳虚）	非温通焉能宣达	半夏、茯苓、广皮、干姜、厚朴、荜茇
14	疟止，脘痹不饥，咳嗽痰多	阳伤湿未净	治以温泄	半夏、茯苓、橘白、姜渣、厚朴、杏仁
30	经闭两月，脘痹呕恶	气窒不宣，胃阳碍钝使然（胃阳不运）	和中为主	半夏曲、茯苓、广皮、老苏梗、枳壳、川斛

序号30医案，为气滞导致胃阳不运。《临证指南医案·调经》附论："然血气之化，由于水谷，水谷盛则血气亦盛，水谷衰则血气亦衰。是水谷之海，又在阳明，可见冲

脉之血，又总由阳明水谷所化，而阳明胃气，又为冲脉之本也。"正是冲脉与阳明的如上密切关系作为生理基础，才使本案患者气滞导致胃阳不运而现经闭。

与序号1医案比较，尽管两案都是阳气不运，序号1医案为脾阳虚而不运，序号30医案为气滞导致胃阳不运，且脾喜燥，胃喜润。所以两案处方用药相同之处为运阳气之陈皮、半夏和茯苓，不同之处为序号1加辛通温燥之干姜、厚朴、荜茇，序号30加理气滋润枳壳、老苏梗、石斛。苏梗用老亦减其理气伤胃阴。

②推荐代表方药

根据以上分析，脘痹脾胃气滞证兼有阳气异常时，基本药为陈皮、半夏、茯苓。脾阳亏虚，加辛燥温通的干姜、厚朴、荜茇；胃阳不运时，加理气润下的枳壳、苏梗、石斛；阳虚兼有湿邪时，加干姜、杏仁和厚朴等。

3）兼有湿邪阻滞

①基本分析

序号3、4、13和14医案均属脾胃气滞兼湿邪阻滞。因序号14医案已阐释清晰，以其为对标，开始分析兼有湿邪病机的医案。便于读者阅览，四则医案用药可参见表2-8四则医案对比表。

序号13医案中"不泄"属阴性症状，脾胃湿邪本易出现腹泻，但因为"阻"和未伤及脾阳，所以湿邪尚未致泄。因此，药用莱菔子和槟榔汁，既能通"阻"，又不必虑其伤正。同时，患者有"不饥"的症状，莱菔子和槟榔汁可降气通腑，槟榔用汁亦有避免伤及胃阴之意。细微之处，反映了叶天士祛湿亦须兼顾胃阴的学术特色。序号13和14医案均有湿邪，用药亦大体相同。不同之处序号14有阳虚，且"湿未净"，加用姜渣；而序号13无阳虚，且为"湿阻"，加用通降胃腑的莱菔子、槟榔汁。正因为中焦"湿阻"易波及肺和肝胆气机，所以方中加杏仁和茵陈，既可未病先防，也可宣肺和利胆畅通"湿阻"。

表2-8　四则医案对比表

医案序号	症状体征	医案中的病因病机	治法	处方用药
3	（初诊）不饥，嗳气脘痹，食物不下，不渴饮，大便通调	去冬因恼怒时食厚味，太阴脾阳为寒痰浊气凝遏	辛温定法	厚朴、草果仁、姜汁、荜茇、生益智仁、广皮白
	（复诊）呕，便下白腻如冻	用芳香辛温得效，近日食物不慎，水谷气凝，清阳再窒，腑阳亦衰		公丁香柄、荜茇、茯苓、生益智仁、厚朴、生干姜
4	酒客夹湿发热，疹未宣达，蒸黄脘痹	湿温内郁	法宜和之	茵陈、广白、连皮豆卷、桔梗、生草
13	脘痹不饥，不泄	湿阻		杏仁、半夏、茯苓皮、广白、厚朴、茵陈、莱菔子、槟榔汁
14	疟止，脘痹不饥，咳嗽痰多	阳伤湿未净	治以温泄	杏仁、半夏、茯苓、橘白、厚朴、姜渣

序号 3 医案首诊时寒痰浊气凝遏脾阳，尚未见脾阳虚。复诊时，尽管"芳香辛温得效"，但因"食物不慎"导致"腑阳亦衰"。"亦衰"表明复诊时脏（脾）阳已虚，其用药思路基本与序号 1 脾阳亏虚医案相同。

序号 4 医案患者为酒客，《叶氏医案存真》指出："酒性先入胆，次及胃""酒性湿热之气，肝胆先受，淬汁次及肠胃"。本案也指出患者"夹湿发热"和"湿温内郁"与上述酒的特性论述吻合。用和法治之，用茵陈、广白和连皮豆卷利胆畅中，《神农本草经》记载大豆黄卷"味甘，平。主湿痹，筋挛，膝痛"，其色黄入脾胃，于湿热所致脘痹尤为合适。《叶天士晚年方案真本》方氏案指出："酒客久蓄之湿，湿中生热，气必熏蒸及上，肺热为肿为喘，声音闭塞矣。"《种福堂公选医案》亦指出："上焦肺气窒塞，经营着急伤肺，酒热熏蒸亦主伤肺。"故用桔梗和生甘草宣热外出，以治热蒸伤肺。本案"疹未宣达"亦属阴性症状，佐证"湿温内郁"病机的判断，大豆黄卷连皮用与桔梗共奏宣透之功。同时"疹未宣达"也提示湿热未入血分，未用清热凉血之品，足见叶天士辨证和用药之精准。本案茵陈治湿郁，序号 13 医案茵陈治湿阻，有异曲同工之妙。

②推荐代表方药

脘痹脾胃气滞证兼有湿邪阻滞时，根据是否伴有寒热，推荐代表方药有所不同。

伴或不伴有寒时，基本方为陈皮、半夏、茯苓、杏仁、厚朴。如寒湿阻滞严重，则加用干姜、荜茇、生益智仁、草果仁及公丁香柄等芳香辛温之品；如湿邪阻滞较重者，可加用莱菔子、槟榔汁、茵陈等通利腑气之品。

湿热者，推荐陈皮、茵陈、大豆黄卷、桔梗、生甘草。临证时亦可圆机活法，加用通草和枇杷叶等轻清之品。

2.肺失宣肃证

（1）临床表现

将肺失宣肃证医案列下表（表2-9）。

122

表2-9 肺失宣肃证医案

医案序号	患者	症状体征	舌象脉象	医案中的病因病机	治法	处方用药
10	P1015	脘痞不饥		气郁不宣		金石斛、半夏、枇杷叶、广皮白、杏仁、枳壳
22	P173 秦氏	今头重脘痞		今岁正月春寒，非比天暖开泄。此番病发，必因劳怒触动情志。上焦为木火升腾，阻遏清阳（风火上郁）	苦降 辛通 其痹	其丸剂当以局方龙荟丸，暂服半月再议。连翘（一钱半）、黑栀皮（一钱）、羚羊角（一钱）、鲜菊叶（三钱）、紫菀（二钱）、郁金（八分）、大杏仁（去皮、尖，勿研，六粒）、土瓜蒌皮（一钱）、鲜菖蒲根（四分，总锉）午服
23	P45 某五一	脘痞咳嗽				鲜枇杷叶（三钱）、叭哒杏仁（三钱）、桔梗（一钱）、川贝（二钱）、冬瓜子（三钱）、蜜炙橘红（一钱）
24	P107 某	脘痞、饮下作痛		气阻，肺气不降胸脘痹阻	当开上焦	枇杷叶、大杏仁、苏子、降香汁、白蔻仁、橘红
25	P108 俞女	脘痞身热			当开气分	杏仁、瓜蒌皮、枇杷叶、广皮、枳壳、桔梗
26	P126 某女	温邪，形寒脘痹		肺气不通	治以苦辛	杏仁、瓜蒌皮、郁金、山栀、苏梗、香豉
27	P928	暑风未变成疟，欲呕，脘痞气喘。此乃口鼻受气，与风寒停食不相干者		上焦受病，正气久虚	无夹散消导，更进大便之理	杏仁、天花粉、黄芩、紫苏梗、白豆蔻、厚朴

脘痹肺失宣肃证的主要临床表现有：咳嗽、气喘、身热、形寒、欲呕、饮下作痛、头重，主要为肺失宣肃和胃气上逆的症状。症状体征与病因病机两列综合分析显示，7则脘痹医案中，大部分医案以肺失宣肃为主，序号22医案涉及肝火上炎，阻遏肺气。

（2）治疗

1）基本分析

尽管序号26医案有"温邪，形寒脘痹"的描述，但该案却出自《临证指南医案·肺痹》。《临证指南医案·肺痹》记载："上焦不行，下脘不通，周身气机皆阻。肺药颇投，谓肺主一身之气化也。气舒则开胃进食，不必见病治病，印定眼目。"《未刻本叶天士医案》记载："肺气不宣，阳明少降。"由此可见肺和脘痹关系极其密切。

序号10医案亦属于脾胃气滞证项下的医案，已在脾胃气滞证项下完成分析，以此为对标开始分析脘痹肺失宣肃证的治疗。

序号10医案为气郁不宣，有化热之机，故治疗当宣达气郁。序号25医案为"脘痹身热，当开气分"。序号10只是有化热之机，尚无热象，用药宣达气郁为主，只需预防化热；而序号25已有"身热"症状，用药开气分的同时，需加用治疗热的药物。因此，与序号10医案比较，序号25减燥烈半夏，将枳壳改为用汁，加瓜蒌皮和桔梗增强开气分、散热之

力。（表2-10）

表2-10　四则医案对比表

医案序号	症状体征	医案中的病因病机	治法	处方用药
10	脘痹不饥	气郁不宣		广皮白、半夏、杏仁、枳壳、金石斛、枇杷叶
25	脘痹身热		当开气分	广皮、杏仁、枳壳汁、枇杷叶、瓜蒌皮、桔梗
26	温邪，形寒脘痹	肺气不通	治以苦辛	杏仁、瓜蒌皮、郁金、山栀、苏梗、香豉
22	头重脘痹	上焦为木火升腾，阻遏清阳	苦降其逆，辛通其痹	其丸剂当以局方龙荟丸，暂服半月再议。连翘（一钱半），黑栀皮（一钱），羚羊角（一钱），鲜菊叶（三钱），紫菀（二钱），郁金（八分），大杏仁（去皮、尖，勿研，六粒），土瓜蒌皮（一钱），鲜菖蒲根（四分，忌铁），午服

序号25医案当为序号10疾病的自然病程进展。而序号10来自《未刻本叶天士医案》，序号25来自《临证指南医案·痹》。前文也有类似不同医案应为脘痹不同发展阶段的判断。

序号26医案，热邪入里，肺气不通，热不外透而在外形寒，用苏梗、香豉辛开气分，杏仁、瓜蒌皮、郁金和山栀苦清里热。

序号22医案,上焦为木火升腾,阻遏清阳。用羚羊角、连翘、黑栀皮、紫菀、郁金、大杏仁、土瓜蒌皮苦降其逆,用鲜菖蒲根等辛通其痹。

可见,肺失宣肃的主要治法为苦辛开气分(上焦),苦以降逆清热,辛以通痹开气分。序号23、24、25医案中,仍有黄芩、苏子、降香、白豆蔻、桔梗、苏梗苦辛之品。其中,特别指出白豆蔻,在序号24和27医案中,均用白豆蔻辛以开上焦。而在脘痹脾胃气滞证中,寒湿阻滞脾阳,用荜茇、生益智仁、草果仁及丁香,华岫云在《临证指南医案·肺痹》附论中记载,"开气则蒌皮、香豉、苏子、桔梗、蔻仁",可见,叶天士善用白豆蔻辛通上焦之痹。

2)推荐代表方药

脘痹肺失宣肃证,基本药:陈皮、杏仁、枳壳、枇杷叶。内热明显者,加瓜蒌皮、郁金、栀子、淡豆豉;需加强辛散之力时,可加白豆蔻、石菖蒲、桔梗等;加大苦降清热之力时,可加紫菀、黄芩、天花粉、苏子及降香等。肝火上逆郁肺者,仍需加清肝火之品,如羚羊角、连翘等。

3.肝盛乘胃证

(1)临床表现

将肝盛乘胃证医案列下表(表2-11)。

表2-11 肝盛乘胃证医案

医案序号	患者	症状体征	舌象脉象	医案中的病因病机	治法	处方用药
12	P1020	脘痹		气郁		苏梗汁、香附汁、枳壳汁、桔梗汁
16	P606	高年正气已衰，热邪稽伏，故间疟延为三日，此属厥痹，舌润脘痹，嗳气欲呕，胃虚客逆，恐有呕吐呃忒之变			议用旋覆代赭，镇其逆乱之气，合泻心法以开热邪壅结为主	人参、川连、干姜、白芍、旋覆花、代赭石、乌梅、牡蛎、半夏
17	P25 王五十	脘痹咽阻，筋惕肌麻		惊恐悒怒动肝，风阳气沸腾。皆风木过动，致阴阳日衰	先以镇阳息风法	阿胶、细生地、生牡蛎、川斛、小麦、茯神
18	P90 姚	寒热呕吐，胁脘脘痹，大便干涩不畅。古云：九窍不和，都属胃病。	安胃		平肝木，土	更常进人乳、姜汁，以益血润燥宣通。午后议用大半夏汤。人参、半夏、茯苓、金石斛、广皮、菖蒲
19	P97 唐氏	脘痹腹胀，二便涩秘，前方开手太阴肺，苦辛润降，小溲得利，兼进小温中丸，泄肝平胃，胀势十减有五。但间日寒热复来，多寒能罢		三焦不通，内郁之气，阳不条达	泄肝平胃	议用四逆散和解，其小温中丸仍用。生白芍、枳实、柴胡、黄芩、半夏、杏仁、竹茹、生姜
20	P112 钱三七	脉细，右坚大，向有气冲，长夏土旺，呕吐不纳食，头胀脘痹，不加嗔恶，胃和可愈		非厥阴上冒	苦辛降逆，酸苦泄热	川连、半夏、姜汁、川楝子皮、乌梅、广皮白

医案序号	患者	症状体征	舌象脉象	医案中的病因病机	治法	处方用药
21	P242 王氏	（初诊）气逆填膺胸胁胀咽，脘痹而痛。周身掣痛，夜甚昼缓者，戌亥至阴，为肝旺时候也。失治变为昏瘈。 （复诊）又，痛缓，夜深复炽，前后心胸板瘈	脉左数	此症多从惊恐郁所致。病由肝脏厥气，乘胃入膈，致阳明经脉失和 病在血络中		半夏、姜汁、金铃子、延胡、杏仁、瓜蒌皮、香豉、白蔻 金铃子、延胡、桃仁、归须、郁金、白豆蔻
22	P173 秦氏	呕逆、微冷憹热，交丑寅渐作耳鸣咽痹，胆纳久留脘中。想少阳木火盛于黄，食贯耳。犯逆之威必向阳明，而后上凭诸药；脉右涩大，食味不甘，而脘中逆乱。薰蒸日炽，营血内耗，无以养心，斯痛不肯痹，心摇荡荡。有难以名状之象。今头重脘痹，全是上焦为木火升腾，阻遏清阳。前方滋清，血药居多，必不奏功。然汤丸小其制度，以久病体虚。初春若此，冬藏未为坚固可知		今岁正月春寒，非比天暖开泄。此番病发，必因劳张怒触动情志。犯病阳明，必向阳明，胃逆不降。上焦逆不升腾，阻遏清阳	今议汤剂方，以苦降其逆，辛通其痹	其丸剂当以局方龙荟丸，暂服半月再议。连翘（一钱半）、黑栀皮（一钱），羚羊角（一钱）、紫菀（二钱）、鲜菊叶、郁金（八分）、大杏仁（去皮、尖，勿研，六粒）、土瓜蒌皮（一钱）、鲜菖蒲根（四分，忌铁）、午服
31	P196 某	腹鸣晨泄，颠眩脘痹，形质似属阳不足。久诊脉小弦，非二神、四神温固之症。久病而为飧泄		盖阳明胃土已虚，厥阴肝风振动内起	甘以理胃，酸以制肝	人参、茯苓、广皮、炙草、乌梅、木瓜

梳理 9 则肝盛乘胃证医案，症状体征有寒热呕吐、呕逆、呕吐不纳食、食味不甘，食纳久留脘中、脘痞而痛、二便皆秘、大便干涩不畅，以上症状基本可概括为呕吐（胃气上逆）、纳呆（胃气停滞）和便秘（胃失通降）三个主要症状。

此外还有：头重、头胀、胁胀、腹胀、筋惕肌麻、耳鸣、寤不肯寐；气逆填胸阻咽、咽阻、咽痹；多寒战栗、微冷倏热、夜深复炽；前后心胸板掣，心摇荡漾，周身掣痛。以上症状以胀、阻、热为特点，发病部位以头、咽及心胸为主。基本反映了肝郁、肝火和肝风的病机特点。

此外，脘痞肝盛乘胃证具有发病时间特点，生动体现了"天人合一"的理念。例如：序号 20 医案"长夏土旺"，序号 21 医案"夜甚昼缓者。戌亥至阴，为肝旺时候也"，序号 22 医案"交丑寅渐作耳鸣咽痹""今岁正月春寒，非比天暖开泄""初春若此，冬藏未为坚固可知"。概括讲，时间特点与肝风、肝火的病机具有密切相关性，春季和凌晨 1 点至 5 点为自然界阳气升腾之时，此时肝风和肝火亦借天时上乘。

（2）治疗

1）基本分析

症状体征与病因病机两列综合分析显示，9 则脘痞医案中，序号 20、21 和 22 医案病因病机和症状类似，序号 20（不加嗔怒，胃和可愈）、21（此症多从惊恐嗔郁所致）和 22（此番病发，必因劳怒触动情志），以上三案均是情志内伤郁火上冒，除脘痹外，亦有头胀、气逆填胸阻咽、咽痹、头重等"上冒"症状。

序号 12 医案已在前文论述，不再重复。

序号 17 和 31 医案均为肝风乘胃上冒，序号 16 医案为胃虚上逆。

序号 20 和 22 医案指明了治法"苦辛降逆，酸苦泄热"和"苦降其逆，辛通其痹"。分析序号 21 医案所用药物亦属此法。序号 21 医案所有药物与《临证指南医案·木乘土》首案"某，肝厥犯胃入膈。半夏、姜汁、杏仁、瓜蒌皮、金铃子、延胡、香豆豉、白蔻"完全一致，可见该方是苦辛法治疗肝热犯胃入膈较为固定的方药，可选方中苦辛法代表性药物，将该方药命名为半夏川楝方。该方中为何有脘痹肺失宣肃证中常用的杏仁、瓜蒌皮、香豆豉和白蔻苦辛四药呢？脘痹肝盛乘胃证和肺失宣肃证均有苦辛治法，两法如何区分呢？

苦辛开气分治疗脘痹肺失宣肃证时，当为微苦微辛，且药物作用趋向更偏于肺，例如杏仁、白豆蔻、天花粉、淡豆豉等。而脘痹肝盛乘胃证的苦辛治法，有两种含义：①苦辛治肝火，此时从程度上讲，苦辛更重，且药物作用趋向更偏于肝，例如黄连、川楝子。②对于肝火上炎郁于肺之火也须合用微苦微辛药物治疗。序号 21 和 22 医案在这点比较明显，既用了川楝子、羚羊角等苦辛泄肝火，亦用杏仁、瓜蒌皮、淡豆豉、白豆蔻、郁金、紫菀等散肝郁于肺中之热。所以半夏川楝方中有杏仁、瓜蒌皮、香豆豉和白蔻。

序号 21 医案二诊时，脉左数，肝热入血，遂减首诊方中的半夏、姜汁以防辛燥伤阴血，加桃仁、当归须、郁金，与初诊方中的白豆蔻、延胡索形成辛润通络之法。

序号 20 医案，脉细，右坚大。可判断肝热已伤阴液，所以采取苦辛降逆厥阳，酸苦泄热护阴液，保留了上文所讲半夏川楝方中半夏、川楝子和姜汁三味药，加黄连以增苦辛降逆之力，加乌梅成酸苦泄热护阴之法，陈皮理胃气，治疗呕吐不纳食。

序号 22 医案，"熏蒸日炽，营血内耗"，肝热已入血耗伤营阴，本应采取案中所讲的"滋清"之法，但正如案中所讲，刻下症为"今头重脘痹，全是上焦为木火升腾，阻遏清阳"，所以强调"前方滋清，血药居多，必不奏功"。此时，宜采取"苦降其逆，辛通其痹"。采用局方芦荟丸和汤剂，汤剂药量较小。采取"午服"药物方法，既治热盛之时，又兼顾了患者"久病体虚"的体质。芦荟丸青黛和芦荟苦降，大皂角和麝香辛通。汤药用羚羊角既可降肝逆，又可通痹，当为主药。鲜菖蒲根亦有特色，其有通痹功效，用其鲜加强通痹功能，方中他药均属苦辛之法。

序号 18 和 19 医案病机症状类似，病机方面均是肝郁乘胃，肝胃气滞。因气郁，阳不调达，均见寒热症状，此外亦有胀和便秘。

序号19医案用小温中丸泄肝平胃取效后，"寒热复来，必是内郁之气"，遂采取"四逆散和解"，且小温中丸仍用。小温中丸由白术、茯苓、陈皮、熟半夏、甘草、神曲、黄连、苦参、香附、砂仁组成。

序号18医案中强调"九窍不和，都属胃病"，且以胃部症状为主，治疗从胃入手。《临证指南医案·木乘土》指出："胃腑以通为补，故主之以大半夏汤。"本案采取大半夏汤，用人乳、姜汁益血润燥宣通，加茯苓、陈皮、石斛、菖蒲。其中，《神农本草经》记载菖蒲"主风寒湿痹……通九窍"和石斛"主伤中，除痹……强阴"，两药与此案甚合。

序号17和序号31医案，均为肝风乘胃上冒，两案病机基本相同，均是肝风和阳明虚。虽然病机相同，但临床表现略有差异，序号17以肝风症状为主，且有阴液不濡养症状（筋惕肌麻）。而序号31医案以阳明虚为主，症见晨泄和飧泄。

所以序号17医案治法为"先以镇阳息风法"，阿胶和生地滋阴液、荣筋、息风，生牡蛎和茯神镇阳息风，石斛和小麦治疗阳明衰。诸药合用，与咽阻、筋惕、肌麻症状甚合。而序号31医案为"甘以理胃，酸以制肝"，以异功散去白术加乌梅和木瓜。

序号16医案，原文并未直接指出有肝盛病机，但已指出"胃虚"，叶天士频频指出，肝与胃，一胜则一负。治肝不应，当安胃。序号 31 为阳明虚，伴有肝风上逆。与序号 31 医案不同，序号 16 为胃虚上逆。因为序号 31 医案为阳明虚，症状有腹泻，而序号 16 为阳明虚上逆，症状为"嗳气欲呕""恐有呕吐呃忒之变"。用药既有人参甘以理胃，又有苦以降逆，辛以通痹，酸甘养胃阴，以防肝乘。

2）推荐代表方药

脘痹肝盛乘胃证，基本方药：半夏川楝方（半夏、川楝子、延胡索、生姜、瓜蒌皮、杏仁、香豆豉、白蔻）。肝热入血后，上方去半夏、姜汁等辛燥之品后，或加乌梅成苦辛降逆，酸苦泄热；或加桃仁、当归、郁金等，成苦辛降逆泄热，辛润通络。

肝风乘胃上冒时，息风为主时药用阿胶、生地、生牡蛎、茯神、石斛和小麦等镇阳息风。养胃为主时，药用异功散去白术，加乌梅和木瓜为主。肝气郁结时，以四逆散加味和解。

4. 瘀血证

（1）临床表现

该证的主要临床表现为脘痛、便艰、夜深复炽，前后心胸板掣，序号 28 和 29 医案提示若脘痹失治，可转化为噎膈便塞和格拒妨食。序号 21 医案若再加重，即发展为序号 28 和 29 医案。可认为"前后心胸板掣"亦是噎膈便塞和格拒妨食的前兆。（表 2-12）

表2-12　瘀血证医案

医案序号	患者	症状体征	舌象脉象	医案中的病因病机	治法	处方用药
21	P242 王氏	气逆填胸阻咽，脘痹而痛，周身掣痛，夜甚昼缓至阴，为肝旺时候也。失治变为昏厥		此症多从惊恐嗔郁所致。病由肝脏厥气，乘胃入膈，致阳明经脉失和		半夏、姜汁、金铃子、延胡、杏仁、瓜蒌皮、香豉、白蔻
28	P909 王五十一岁	又，痛缓、夜深复炽，前后心胸板掣	脉左数	病在血络中		金铃子、延胡、桃仁、归须、郁金、白豆蔻
		脘痹便艰，患格拒妨食		血枯		麻仁、桃仁、郁李仁、苏子、柏子仁、归梢
29	P111 某	脘中常痛，怕成噎膈便塞之症		积劳有年，阳气渐衰，浊凝瘀阻（阳衰脘膈填瘀）		川楝子、延胡、桃仁、郁金汁、红花、半夏、橘红、瓜蒌皮

（2）治疗

1）基本分析

序号 29 医案仍用序号 21 医案的苦辛之法和药物，由于已见血瘀病机，故加桃仁、瓜蒌皮、郁金以奏辛润通络活血功效。

序号 29 医案"怕成噎膈便塞之症"，而 28 医案已见"便艰"，并且"血枯"也比"阳衰脘痹血瘀"为重，序号 28 医案应为序号 29 医案加重后的情况，用药已无苦辛之法，而采用辛润通血络和通降胃腑。

前文已阐释序号 21 医案，此处不再赘述。

2）推荐代表方药

脘痹瘀血证早期和中期（热入血，初见瘀血），采用苦辛润法，代表方药：川楝子、延胡索、桃仁、红花、郁金、半夏、陈皮、瓜蒌皮。

脘痹瘀血证晚期（血枯），采用辛润法，代表方药：麻仁、桃仁、郁李仁、苏子、柏子仁、当归。

5. 秽浊阻滞证

（1）临床表现

上文已阐释序号 2、3 和 19 医案。秽浊阻滞证可纳入脾胃气滞证。但是，考虑到叶天士著述中有大量关于秽浊与膜原三焦的记载，例如《叶氏医案存真》指出："臭秽触入，游行中道，募原先受，分布三焦上下""此吸受秽浊，募原先病""殊不知秽湿气入口鼻，游走三焦，不与伤寒同治"。所以本文单列分析秽浊阻滞证，以显特色之处。（表 2-13）

通脘痹治阳痿

表2-13　秽浊阻滞证医案

医案序号	患者	症状体征	舌象脉象	医案中的病因病机	治法	处方用药
2	P249程	腹痛脘痞		秽浊阻遏中焦，气机不宣，（秽浊阻气）	当用芳香逐秽，兼以疏泄	广皮白、厚朴、藿香、杏仁、莱菔子、半夏、
3	P353曹四六	（初诊）遂致不饥，嗳气脘痞，食物不下，视舌上布苔如粉，不渴饮，大便通调		述去冬因恼怒时食厚味，议从太阴脾阳为寒浊气凝遏	辛温定法	广皮白、厚朴、姜汁、草果、生益智仁
	P353曹四六	（二诊）前因阳结浊聚，舌苔白厚，不渴饮，用芳香辛温得效。舌苔犹未净，便下白腻如冻，腑阳亦衰		近日食物气馁，水谷气凝，清阳再鉴为呖		公丁香柄、草果、茯苓、生益智仁、厚朴、生干姜
15	P117毛氏	旧有胃痛，脘痞、呕吐之病，秋前举发，已得小安。近痛呕复来，恐内闭变现痉厥		宿病未罢，而暑热秽浊上干内结，三焦混淆（暑秽内结）		川连、淡黄芩、半夏、姜汁、黑山栀、枳实汁
19	P97唐氏	三焦不通，脘痞腹胀，苦辛平降，小溲得利，但间日寒热十减有五，脉势十减之气，必是内郁热未条达，多寒热战栗		三焦不通，必是内郁气，阳不条达		议用四逆散和解，其小温中丸仍用。生白芍、枳实、杏仁、黄芩、柴胡、半夏、竹茹、生姜

脘痞秽浊阻滞证临床表现有：不饥、嗳气、食物不下、痛呕、腹痛、腹胀、二便皆秘、便下白腻如冻等胃气上逆、停滞和胃腑不畅的症状。上文分析秽浊阻滞证和膜原三焦关系密切，从身体燔热、寒热、多寒战栗症状可见一斑。

（2）治疗

已阐释序号2、3、19医案，在此不赘述。值得指出的是，序号2和3医案秽浊偏于寒性或患者本身体质偏于阳虚，用药为芳香辛温法。序号19医案是气郁，药用和解。而序号15医案，"暑热秽气上窍侵人，三焦混淆"，病性属热，加之"宿病未罢（胃痛、脘痞、呕吐）"，药用黄连、淡黄芩、半夏、姜汁、黑山栀、枳实汁等苦辛之品，苦以清热，辛以散结。

三、辨治脘痞理法方药歌诀

推测叶天士提出脘痞用意有二：一是，强调脘痞胃痛，用以与胸痹心痛对应鉴别，这符合明清时期进一步澄清了心痛与胃脘痛相混淆之论的学术背景。二是，用以阐明脘部痞满经脘痞逐渐发展为癥瘕积聚和噎膈等疾病的演变过程。

脘痞主要病位在脾胃、肝和肺，涉及三焦，饮食失节或情志内伤导致脾胃虚弱或脾胃气滞；情志内伤致肝郁、肝火、肝风和三焦不通。病性为虚实夹杂，主要临床表现当为胃的受纳和通降功能失常。

预后转归方面，季节气候特点、饮食和情志等是影响脘痹复发或加重的因素，肝热、热邪内伏、阳虚和瘀血等病理因素影响脘痹预后转归，久病失治可发生格拒、噎膈等病证。

脘痹可分为脾胃气滞证、肺失宣肃证、肝盛乘胃证、瘀血证及秽浊阻滞证等 5 个证型，分别凝练了每个证型的代表方药。为便于记诵，整理如下：

脘为胃腑在中焦，痹是不通脘痹成。呕吐嗳气胃上逆，纳呆不饥食积滞（滞指胃气停滞）。胃气不降而便秘，总是胃腑失通降。苦可清降辛通散，是治之宗灵活用。

因于外邪肺者（上焦）多，咳嗽气喘身热寒。微苦微辛开气分，陈皮杏仁枳壳枇（陈皮、杏仁、枳壳、枇杷叶）。热加栀豉郁金蒌（栀子、淡豆豉、郁金、瓜蒌皮），痹之甚者蔻菖桔（白豆蔻、石菖蒲、桔梗）。天降黄紫苦佐辛（天花粉、降香、黄芩、紫菀、苏子），肝火郁肺羊角翘（羚羊角、连翘）。

因于情志肝者多，头胀咽阻心胸热。半夏川楝苦辛方，专治肝厥犯胃型。肝热入血又伤阴，或加乌梅酸苦辛，或加辛润归桃金（桃仁、当归、郁金）。虚风乘胃上冒时，阿地神牡小麦斛（阿胶、生地、生牡蛎、茯神、石斛和小麦），胃弱为主肝风起，异功梅术木瓜入。肝气郁结四逆和，肝胃一胜则一负，肝不应时大半夏（治肝无效时，可考虑从胃入手，用大半夏汤加味）。

因于脾胃最复杂，基本药用陈夏苓（陈皮、半夏、茯苓）。"通气六药"随证加（杏仁、厚朴、苏梗、桔梗、枳壳、香附），肺枇积麦逆苏子（肺部症状可加枇杷叶，食积加炒麦芽，气逆加逆苏子）。阳虚湿盛两相兼，阳虚丁仁朴姜荜（丁香、益智仁、草果仁、厚朴、干姜、荜茇）。湿盛莱槟茵陈利（莱菔子、槟榔、茵陈），湿热二陈豆甘桔（陈皮、茵陈、大豆黄卷、生甘草、桔梗）。

秽浊阻滞三焦证，芳香苦辛可逐秽。久病失治变瘀血，热来苦辛润通方（川楝子、延胡索、桃仁、红花、郁金、半夏、陈皮、瓜蒌皮）。后期只有辛润法（麻仁、桃仁、郁李仁、苏子、柏子仁、当归），全力防止变噎膈。

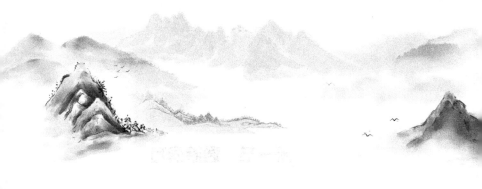

第三章

通脘痹治阳痿的遣方用药

前两章较为系统阐述了"因痹致痿"病机和"通痹治痿"法以及通脘痹治阳痿的理法方药。在此基础上，本章重点介绍通脘痹治阳痿的经验方及运用病案。具体介绍通脘痹方、化湿通痹方、理肝调中汤方及通痹补中汤方4首经验方的立方依据、君臣佐使等。同时，附上治疗成功案例佐以说明，以便于指导临床运用。

需要说明的是，笔者持续聚焦"因痹致痿"病机及"通痹治痿"法研究，不断推进该病机治法的研究走向深入和延展。鉴于实践时间所限和研究严谨规范的进度，故本章仅列出部分在该病机治法指导下，运用通脘痹治阳痿的阶段性探索成绩。

第一节　通脘痹方

一、方药介绍

组成：杏仁、厚朴、紫苏梗、桔梗、香附、枳壳。

功效：行气通痹，斡旋气机，健运中脘。

主治：脘痹（脾胃气滞证）。

加减：伴有肺部症状可加枇杷叶；食积加炒麦芽；气逆加紫苏子；湿盛加莱菔子、槟榔、茵陈；湿热明显加陈皮、茵陈、大豆黄卷、生甘草、桔梗。

方解：叶天士辨治脘痹 31 则医案中，脾胃气滞者有 15 则，位居首位，本方即为笔者通过研究叶天士辨治脘痹脾胃气滞证医案用药特色总结出的叶氏辨治脘痹（脾胃气滞证）基本方，命名为通脘痹方。

叶氏所提脘痹是一种以痹病机结合脘发病部位命名的独立病证，痹为其病机特点，主要为脘部气血不通。脘痹主要病位在脾胃，涉及肝、肺、三焦，饮食失节或情志内伤导致脾胃气滞；情志内伤致肝郁、肝火、肝风和三焦不通。病性为虚实夹杂，主要临床表现当为胃的受纳和通降功能失常，其中胃的受纳功能失常表现为不知饥，胃的通降功能失常表现为大便不通。

笔者通过临床体会，脘痹患者大便情况是脾胃功能的反映指标之一，临床时须通过大便通调与否推测胃腑是否通畅及脾阳升清功能正常与否。此外，根据我们的临床观察，临床中患者胃的受纳功能失常，常常表现出胃脘部闷胀不适等症状。

通脘痹治阳痿。脘痹主要病位在脾胃，脘痹亦有因痹致痿的演变之机。以"因痹致痿"病机为指导，受中医先后天关系启发，结合"治痿独取阳明"，秉持通脘痹治阳痿理念，临床实践运用通脘痹治疗阳痿（脾胃气滞证）具有良好疗效。

《素问·厥论》言："前阴者，宗筋之所聚，太阴阳明之所合也。"脾胃通过经脉循行濡润宗筋，促进其生长发育。此即叶天士所讲："阳明虚则宗筋纵，盖胃为水谷之海，纳食不旺，精气必虚。"《古今医案按》指出："胃强善啖之人，其于欲事必强""精生于谷，男子精盛则思色"。中焦脾胃升清降浊失职，则会引起男性生殖功能异常。

脾胃为气血生化之源、气机升降枢纽，可为阴茎勃起提供物质基础。《素问·痿论》提出"治痿者独取阳明"，古今医家多以此为借鉴治疗阳痿。如林珮琴在《类证治裁》中言"宗筋为气血之孔道，而阳明实气血之化源，阳明衰则宗筋不振"，明确指出阴茎勃起赖脾胃化生气血流注阴茎，气血不及则阴茎失充，其治当调治脾胃以复气血生化、运行之机，助气血灌注阴茎。《临证指南医案·阳痿》指出："更有湿热为患者，宗筋必弛纵而不坚举，治用苦味坚阴，淡渗祛湿，湿去热清，而病退矣。又有阳明虚则宗筋纵。盖胃为水谷之海，纳食不旺，精气必虚。况男子外肾，其名为势，若谷气不充，欲求其势之雄壮坚举，不亦难乎？治惟有通补阳明而已。"脾胃失和，中焦脘痹气血不通，脘痹致痿，可通治阳明起痿，以通脘痹方行气通痹，斡旋中焦气机，健运中脘，通脘痹治阳痿。

方中厚朴为君药。

厚朴列于《神农本草经》中品。书中指出，其味苦温。主中风、伤寒、头痛，寒热惊悸，气血痹，死肌，去三虫。厚朴可行气通痹，燮理阳明气血通痹，主治阳明气血痹阻不通，故为本方君药。《雷公炮制药性解》言其"入脾、胃二经。去实满而治腹胀，除湿结而和胃气……辛则能发，温则能行，脾胃之所喜也，故入之以理诸证。"张锡纯言厚朴：其色紫而含有油质，故兼入血分。张志聪的《本草崇原》认为：厚朴气温色紫，能解气血之痹。

枳壳、香附共为臣药。

枳壳味辛苦酸，性微寒，无毒，入肺、肝、胃、大肠四经。主下胸中至高之气，消心中痞塞之痰，泄腹中滞塞之气，祛胃中隔宿之食，消腹内连年之积，疏皮毛胸膈之病，散风

通脘痹治阳痿

气痹麻，通大肠闭结。枳壳辛归于肺，酸归于肝，大肠者肺之腑也，胃者上焦之腑也，故均入之。《本草纲目》言："枳壳利肠胃""枳壳为通用，则枳实不独治下，而枳壳不独治高也。盖自飞门至魄门，皆肺主之，三焦相通，一气而已"。

李中梓言香附"味甘、辛，故主发散疏通，以入肺、肝、脾、胃"。《得配本草》谓其可"通行十二经及奇经八脉气分。通两胁，解诸郁，引血药至气分而生血。气滞则血不生，疏之即所以生之。治一切血凝气滞所致等症"。本品味辛能行，散郁通气，除善疏肝解郁之外，还能入脾经，而有宽中、消食下气等作用，故临床上也常用于脾胃气滞证，治疗脘腹胀痛、胸膈噎塞、噫气吞酸、纳呆，如《太平惠民和剂局方》之快气汤。

香附、枳壳共为臣药，同入中焦脾胃，调和肝肺，斡旋气机，增强君药功效。

杏仁、桔梗共为佐药。

杏仁甘温，《神农本草经》谓其"主咳逆上气，雷鸣，喉痹下气，产乳，金创，寒心，贲豚"。叶天士认为，杏仁可散结通痹，"火结于喉，闭而不通，则为喉痹；雷鸣者，火结痰壅声如吼也，杏仁温能散结，苦能下泄，甘可缓急，所以主之也"。《长沙药解》记载："肺主藏气，降于胸膈而行于经络，气逆则胸膈闭阻而生喘咳，脏病而不能降，因以痞塞，经病而不能行，于是肿痛。杏仁疏利开通，破壅降逆，善于开痹而止喘，消肿而润燥，调理气分之郁，无以易此……消停食，润大肠，通小便，种种功效，缘其降浊消郁之能事也。"杏仁可"降冲逆而开痹塞，泻壅阻而平喘嗽，消皮腠之浮肿，润肺肠之枯燥，最利胸膈，兼通经络"。

桔梗味辛，性微温。《名医别录》谓其："主利五脏肠胃，补血气，除寒热风痹，温中，消谷，治喉咽痛。"《本草崇原》记载桔梗"治少阳之胁痛，上焦之胸痹，中焦之肠鸣，下焦之腹满。又，惊则气上，恐则气下，悸则动中，是桔梗为气分之药，上中下皆可治也"。其为通行上中下三焦气分之药，故黄元御言其可"散结滞而消肿硬，化凝郁而排脓血……善下冲逆，最开壅塞。"

杏仁消郁降浊，散结通痹，桔梗散结行滞，开郁通痹，两药共为佐药增强君臣药行气通痹、斡旋气机、疏通脘痹之功。

紫苏梗为使药。

紫苏梗辛温，"能使郁滞上下宣行，凡顺气诸品惟此纯良。其性微温，比枳壳尤缓。病之虚者，宽胸利膈，疏气而不迅下"。《侣山堂类辩》言紫苏"枝茎能通血脉，故易思兰先生常用苏茎通十二经之关窍，治咽膈饱闷，通大小便，止下利赤白。予亦常用香苏细茎，不切断，治反胃膈食，吐血下血，多奏奇功。盖食气入胃，散精于肝，浊气归心，肝主血而心主脉，血脉疏通，则食饮自化。经云：阳络伤则吐血，阴络伤则下血。通其络脉，使血有所归，则吐下自止"。本方以紫苏梗为使药，疏肝利肺，协调肝脾，理气和血，宣行郁滞。

方中诸药相配，行气通痹，通中焦脾胃气滞，斡旋气机，调和胃脘气血而通痹，调阳明，通脘痹，治阳痿，共奏行气通痹、斡旋气机、通痹起痿之功。

二、临床验案

案 1

刘某，男，32岁。2022年1月9日初诊。

主诉： 勃起不佳10年。性欲下降。性生活时勃起速度下降，硬度下降，中途易疲软，自诉夜间及性生活时汗出较多，汗出则疲软。胃脘部胀满，腹部胖大，大便欠畅，溏滞不爽。小腿及脚底凉。舌红，苔黄厚腻，脉弦滑。国际勃起功能评分（IIEF-5评分）：7分。

舌脉： 舌红，苔黄厚腻。脉象弦滑。

证型： 脾胃气滞湿阻证。

治法： 行气化湿通痹，斡旋气机，健运中脘。

处方： 桔梗10g，杏仁10g，厚朴10g，醋香附10g，紫苏梗10g，炒枳壳10g。

14剂，水煎服，日1剂，早晚各一次。

二诊：2022 年 2 月 20 日。

服上方后矢气频转，排便增加，自觉夜间出汗减轻60%，胃脘部胀满稍有缓解，勃起未见明显变化。舌红，苔微黄，质干。

处方：杏仁 10g，厚朴 10g，香附 10g，枳壳 10g，紫苏梗 10g，桔梗 10g，豨莶草 10g，石菖蒲 10g，大豆黄卷 10g，白芍 15g，天花粉 15g，白术 10g。

三诊：2022 年 3 月 6 日。

服上方后，自觉夜间出汗减轻60%，勃起速度提升，硬度稍有提升，近期有晨勃出现。

处方：杏仁 10g，厚朴 10g，香附 10g，枳壳 10g，紫苏梗 10g，桔梗 10g，豨莶草 15g，石菖蒲 15g，大豆黄卷 15g，白芍 15g，郁金 10g，花粉 15g，白术 10g。

14 剂，水煎服，日 1 剂，早晚各一次。

四诊：2022 年 3 月 20 日。

脚底凉减轻，出汗减少，舌红苔黄腻，有裂纹。勃起硬度继续提升。继服下方两月余。

处方：杏仁 10g，厚朴 10g，香附 10g，枳壳 10g，紫苏梗 10g，桔梗 10g，豨莶草 15g，郁金 10g，白芍 15g，天花粉 15g。

五诊：2023 年 5 月 17 日。

勃起状态较前改善50%左右，夜间出汗、脚底凉已无，腹痛欲便，服药期间大便逐渐成形。舌红，苔黄微腻，舌裂纹。

处方：白芍10g，生白术10g（后下），紫苏梗10g，桔梗10g，香附10g，枳壳10g，厚朴10g，陈皮10g，清半夏10g，茯苓10g，五加皮10g，石菖蒲10g，炙甘草6g。

14剂，水煎服，日1剂，早晚各一次。

按语：患者勃起不佳10年，病程较长，腹部胀满，腹部胖大，大便欠畅，溏滞不爽等一派脾胃气滞湿阻之象。胃脘气滞不行故腹部胀满，湿邪停滞中焦故见腹部胖大、大便黏滞不爽，中焦痹阻，气血不得上下交通，故见小腿及脚底凉，并非见此证一概作肾阳虚以桂附扶阳之品治之。结合其舌红、苔黄厚腻、脉象弦滑为体内湿郁化热，湿热郁蒸于内故见夜间及性生活时汗出较多。邪热迫气血妄行到达宗筋，汗出而热随之泄，气血随之痹阻不通，故见汗出阴茎随之则疲软。治之以通脘痹方疏通脘痹，行气化湿通滞，斡旋气机。

二诊时见患者服上方后矢气频转，排便增加，腹胀亦稍有缓解，表明中焦气机渐通，虽患者勃起未见明显变化，因其病程日久，非两周药可以收功。抓住其脘痹主要病机，守方治疗，同时患者舌红、苔微黄、质干，表明体内湿热仍显著，于通脘痹方基础上加入大豆黄卷、豨莶草等清热利湿通痹之品。加入石菖蒲行气化湿，白芍、天花粉滋阴清热通痹，生白术健脾化湿通痹，增强全方通痹之功。

三诊时中焦气机协调，阴阳交泰，脘痹渐通，宗筋得气血濡养，故勃起速度提升，勃起硬度亦稍有提升。因内有湿热痹阻，故宗筋之体痹仍需进一步清热化湿通痹，通脘痹方基础上豨莶草、石菖蒲，大豆黄卷用量皆加 15g，白芍、郁金清郁热通痹。《雷公炮制药性解》中李中梓谓郁金："味辛苦，性温，无毒，入心、肺二经。主下气破血开郁……夫肺主气，心主血，郁金能行气血，故两入之。"

四诊时患者诸症均有减轻，继服药 2 个月后，五诊时勃起状态较前改善一半以上，结合患者病程，有此疗效实属不易，当继续乘胜追击。患者夜间出汗、脚底凉症状已无，表明中焦痹阻得通，阴阳相交，此时大便虽已成形，但有腹痛欲便，便后痛减症状，表明此时胃脘痹阻得通，气机升降尚未协调，肝升太过，肝气犯脾故见腹痛欲便之症，处以通脘痹方合痛泻要方，以白术、茯苓、炙甘草健运中焦，因其舌苔尚腻，但已有虚象，故通痹之时当注重扶正。《本草经集注》载五加皮："味辛、苦，温、微寒，无毒。主治心腹疝气，腹痛，益气，治躄，小儿不能行，疽疮，阴蚀。男子阴痿，囊下湿，小便余沥，女人阴痒及腰脊痛，两脚疼痹风弱，五缓虚羸。补中益精，坚筋骨，强志意。"黄元御亦言："五加皮通关泻湿，壮骨强筋，治腰痛膝软、足痿筋拘、男子阳痿囊湿、女子阴痒阴蚀、下部诸证。"方中加五加皮祛风除湿通痹，兼以补虚。

案 2

许某，男，34岁。2020年10月31日初诊。

主诉： 勃起不佳2年余。近2年勃起不佳进行性加重，性生活时勃起速度下降，硬度下降，性生活时容易中途疲软，性欲明显减退，现在需服用万艾可（枸橼酸西地那非片）方能勉强完成性生活，自诉勃起硬度较之前下降明显。手心出汗较多，睡眠一般，有时觉得胃脘部闷胀不适，饭后明显。大便溏结不调。

舌脉： 舌质暗红，苔黄腻，质偏干。脉象弦滑稍数，双关甚。

证型： 脾胃气滞湿阻，湿瘀互结。

治法： 行气化湿，理血通痹，斡旋气机。

处方： 杏仁10g，厚朴15g，紫苏梗10g，桔梗10g，醋香附10g，炒枳壳6g，白蒺藜10g，白芍10g。

14剂，水煎服，日1剂，早晚各一次。

二诊： 2020年11月14日。

服上方后患者勃起硬度稍提升，本次服中药期间性生活时依旧服用万艾可，自觉药效提升，勃起速度和硬度均有提升。服药期间容易犯困想睡觉，夜间睡眠质量改善，矢气频转，大便较前增加。手心出汗减轻，苔黄腻，舌边暗。

处方： 炒苦杏仁10g，厚朴15g，紫苏梗10g，桔梗10g，醋香附10g，麸炒枳壳6g，炒蒺藜10g，白芍10g，醋鳖甲

15g（先煎），石菖蒲10g。

14剂，水煎服，日1剂，早晚各一次。

三诊：2021年1月25日。

上方间断服用两月余。刻下：性生活时勃起速度、硬度较前提升约80%，现在性生活时服用万艾可量较之前减少一半。手心出汗已无，近期服药期间已无犯困想睡觉的情况，夜间睡眠质量正常。矢气频转症状较前减少，大便顺畅。舌暗，苔微黄腻，舌边暗减轻。脉象弦滑。

处方：炒苦杏仁10g，厚朴15g，紫苏梗10g，桔梗10g，醋香附10g，麸炒枳壳6g，炒蒺藜10g，白芍15g，醋鳖甲15g（先煎），石菖蒲15g。

14剂，水煎服，日1剂，早晚各一次。

按语：患者出现勃起不佳2年，病程较长，结合IIEF-5评分为重度勃起功能障碍。患者腹胀饭后明显、大便溏结不调等症状表明中焦脾胃气滞，运化失司，结合舌质暗红、苔黄腻质偏干、脉象弦滑稍数双关明显，可知本病病在中焦，脾胃气滞，气滞湿阻，气血不和，瘀而化热，气滞、湿阻、瘀血、郁热杂然并存。脘痹中焦气血不通，难以濡润宗筋致使宗筋痿弱不用功能下降，因痹致痿，发为阳痿。

中焦脾胃主四肢。《素问·太阴阳明论》记载："四肢皆禀气于胃，而不得至经，必因于脾，乃得禀也。"中焦脘痹，脾胃气滞湿阻，瘀滞生热，故可见手足心汗出明显，此乃邪

通脘痹治阳痿

实壅盛，当于阴虚之五心烦热相鉴别。姚梅龄教授在其《中医症状鉴别诊断实用手册》中指出，手足掌汗出的主要病机之一为内有郁热（以脾或肺之里湿饮郁热者居多），其机理为脏腑之里气分热迫津液从体表阴面外泄。治之以通脘痹方为基础斡旋中焦气机，健运胃脘，加白蒺藜、白芍、鳖甲、石菖蒲增强行气化湿、理血通痹之功。

患者左关脉弦滑之象明显，表明肝气不舒，故加白蒺藜舒肝解郁，白芍养阴和营兼通血痹。《神农本草经》谓白芍"主邪气腹痛，除血痹"，《本草备要》载"白芍不惟治血虚，大能行气……白芍能行营气"，《本草经集注》言芍药可"通顺血脉，缓中，散恶血，逐贼血"。白芍可行营气而调营阴，破阴结以通血痹。

鳖甲，《神农本草经疏》：谓其"主消散者以其味兼乎平，平亦辛也，咸能软坚，辛能走散"，《本草新编》亦言"鳖甲善能攻坚，又不损气，阴阳上下有痞滞不除者，皆宜用之"。患者舌暗血行不畅，加鳖甲理血和营，助白芍通血痹。

《神农本草经》言石菖蒲"味辛，温，主风寒湿痹，咳逆上气，开心孔，补五脏，通九窍"。叶天士谓其"菖蒲气温，禀天春和之木气，入足厥阴肝经；味辛无毒，得地西方之金味，手入太阴肺经。气味俱升，阳也。风寒湿三者合而成痹，痹则气血俱闭。菖蒲入肝，肝藏血，入肺，肺主气，气温能行，味辛能润，所以主之也。辛润肺，肺润则气降，而咳逆上气自平。辛温为阳，阳主开发，故开心窍。辛润肺，肺主气，温和肝，肝藏血，血气和调，五脏俱补矣。通九窍者，辛温开发也，辛温为阳，阳气出上窍，故明耳目。辛能散结也……肠胃属手足阳明经，辛温为阳，阳充则肠胃温也。"菖蒲辛烈疏通，开隧窍瘀阻，除神志迷塞，消心下伏梁，逐经络湿痹。加石菖蒲行气化中焦湿浊，通行阳气，增强通痹之功。

二诊时患者诉服药后出现矢气频转，大便较前增加，表明脾胃升降相因，胃脘痹阻之气已被推动运行，中焦运转故胃肠蠕动增强。药后容易犯困，夜间睡眠质量改善，表明气滞湿阻之象已渐被散开，气机升降协调，故睡眠较好，《黄帝内经》所谓"胃不和则卧不安"，此即为证。方药继服两月后，三诊时患者勃起已接近恢复，性生活质量明显提升，表明此时脘部痹阻之气血得通，宗筋得气血水谷精微濡养，功能逐渐恢复。因其舌苔仍有黄腻，舌质暗减轻，湿热瘀血仍存，方中石菖蒲加至15g，增强行气化湿通痹之功，白芍加至15g，增强通痹同时防止理气药过于辛散伤阴，原方加减继服，巩固疗效。

案3

高某，男，29岁。2023年3月10日初诊。

主诉： 有规律性生活，勃起不佳1年，近1年性生活时勃起速度及硬度明显下降，性生活中途疲软，能正常射精，性欲尚可。眠差，入睡困难，容易醒10余年。大便溏滞，日1～2行。双目发干酸涩，手足汗出，平时容易紧张。IIEF-5评分：9分。

舌脉：舌淡红，苔黄腻，质润。脉象右脉弦滑，左脉弦细，左关沉弱。

证型：脾胃气滞，肝血不足，湿热蕴结。

治法：行气化湿，斡旋气机，补益肝血，清利湿热。

处方：紫苏梗10g，桔梗10g，炒苦杏仁10g，厚朴10g，麸炒枳壳10g，醋香附10g，生地黄10g，当归10g，川芎6g，白芍10g。

14剂，水煎服，日1剂，早晚各一次。

二诊：2023年3月26日。

服上方后诸症均减，勃起速度提升，硬度稍有提升，仍有性生活中途疲软，入睡困难较前改善，双目酸涩亦有减轻，大便溏，次数增加，手足心汗出仍有。左关稍沉，舌淡红，苔中后部黄腻。

处方：紫苏梗10g，桔梗10g，炒苦杏仁10g，厚朴10g，麸炒枳壳10g，醋香附10g，地黄10g，当归10g，川芎6g，白芍10g，麸炒苍术6g，关黄柏6g。

三诊：2023年4月9日。

服上方后诸症继续减轻，左关已复，舌淡红，苔中后部黄腻。

处方：紫苏梗 10g，桔梗 10g，炒苦杏仁 10g，厚朴 6g，麸炒枳壳 10g，醋香附 10g，酒萸肉 6g，麸炒苍术 6g，关黄柏 6g。

14 剂，水煎服，日 1 剂，早晚各一次。

四诊：2023 年 4 月 23 日。

服上方后，勃起效果维持，目前性生活已较为满意。入睡困难改善，大便溏，矢气增加，两目酸涩减轻，手足汗减轻，容易紧张缓解。舌淡稍胖，有齿痕，中后部稍黄腻。

处方：紫苏梗 10g，桔梗 10g，炒苦杏仁 10g，厚朴 6g，麸炒枳壳 10g，醋香附 10g，酒萸肉 6g，麸炒苍术 6g，关黄柏 6g，牛膝 10，薏苡仁 30g。

按语：本案患者右脉弦滑，苔黄腻，结合大便溏滞，表明中焦脘痹，脾胃气滞，手足心汗出较多亦为中焦气滞湿阻，湿热蕴蒸之象。左脉弦细，左关沉弱为肝血不足，肝开窍于目，肝血不足不能濡养两目故见双目酸涩。肝苦急，肝阴肝血不足则可见容易紧张等一派不得濡润拘急之象。"入卧则血归于肝"，肝血不足，魂不守舍，则眠差易醒。肝主筋，肝血不足宗筋失于濡养，脘痹气血不通，宗筋之体痹而用痿，故发为阳痿。治之当通脘痹，补肝血，兼清湿热。以通脘痹方为基础方行气化湿，斡旋气机，合四物汤补益肝血，濡养宗筋。

二诊时患者诉服上方后勃起速度有提升，表明气血已能达到宗筋，中焦胃脘气机疏通，胃肠蠕动增加，故见大便次数增加，四物汤补益肝血，双目得以濡润，神魂得藏。左关仍有沉象表明肝血仍有不足，舌苔中后部黄腻表明中下焦湿热，故于原方通脘痹方合四物汤基础上再加二妙散清利湿热。

三诊时，左关已复，苔中后部仍黄腻，表明此时肝脉不虚，湿象明显，故去四物汤，以通脘痹方合二妙散加山萸肉行气化湿通痹。山萸肉《神农本草经》言其"味酸，平。主心下邪气，寒热，温中，逐寒湿痹"，李中梓言其"主通邪气，逐风痹，破癥结，通九窍"。《医学衷中参西录》亦认为，"山茱萸，大能收敛元气，振作精神，固涩滑脱。收涩之中兼具条畅之性，故又通利九窍，流通血脉……敛正气而不敛邪气，与其他酸敛之药不同，是以《神农本草经》谓其逐寒湿痹也"。山萸肉补益肝阴且可流通血脉，攻逐邪气，合全方增强通痹之功。

四诊时患者诸症已明显减轻，惟舌中后部稍黄腻，表明湿热已不甚显著，舌淡稍胖有齿痕，表明应在通痹之时顾护脾气，以通脘痹方合四妙散行气化湿，斡旋气机，同时加大薏苡仁用量以顾护脾胃，健脾化湿，通利胃肠而通痹。

案 4

章某，男，28 岁。2022 年 2 月 27 日初诊。

主诉：勃起不佳半年，近半年性生活时勃起速度下降，中途易疲软，有 2/3 的概率因中途疲软而不能射精，无法成功完成性生活。IIEF-5 评分：10 分。

舌脉：舌质暗红，苔白腻，质可。脉象偏滑，右关弦滑甚。

证型：脾胃气滞，湿瘀互结。

治法：行气化湿，活血通痹，斡旋气机。

处方：桔梗 10g，炒苦杏仁 10g，厚朴 10g，醋香附 10g，紫苏梗 10g，麸炒枳壳 10g，醋鳖甲 10g，白芍 10g。

14 剂，水煎服，日 1 剂，早晚各一次。

二诊：2022 年 3 月 13 日。

本次服药期间有一次性生活，勃起状态改善，勃起持续时间延长，硬度提升，但因中途疲软，仍不能射精。舌淡暗稍胖，苔白腻，质稍干。

处方：桔梗 10g，炒苦杏仁 10g，厚朴 10g，醋香附 10g，紫苏梗 10g，麸炒枳壳 10g，白术 10g，炒桃仁 10g，天花粉 10g，醋鳖甲 10g，白芍 10g。

14 剂，水煎服，日 1 剂，早晚各一次。

三诊：2023 年 5 月 23 日。

服上方 2 个月余，目前性生活时勃起速度和硬度均提升，勃起持续时间延长，中途疲软改善，休息后能正常射精完成性生活。舌淡暗，苔白稍腻，右关脉滑象已不甚明显。下方继服 14 剂后嘱停药观察。

处方：桔梗 10g，炒苦杏仁 10g，厚朴 10g，醋香附 10g，紫苏梗 10g，麸炒枳壳 10g，醋鳖甲 6g，白芍 10g，白术 10g，炒桃仁 6g，天花粉 10g。

按语：回顾本案患者病案资料，患者除勃起功能障碍外，并无特殊不适症状，此为男科门诊临床常见情况，有时患者仅有阳痿症状，单从症状辨治感觉无从下手，此时突显了舌脉的重要性，本案中舌脉为辨治提供了重要思路。

患者两脉整体呈滑象，且右关弦滑，弦象较他处明显，表明中焦胃脘邪气痹阻，气滞不通。舌质暗红，苔白腻有湿瘀互结之象。治之以通脘痹方行气化湿，斡旋气机，健运中焦胃脘，加鳖甲、白芍理血通痹，顾护阴液。

二诊时患者勃起状态有改善，表明药已中的，当守方治疗，同时患者此时舌象较前稍胖，质稍干、仍暗，故在原方治疗思路上加入生白术健脾化湿通痹，防止伤及正气，加天花粉滋阴通痹。桃仁，《神农本草经》谓其："苦，平。主瘀血，血闭，瘕邪。"《得配本草》谓其："入手足厥阴经血分。祛滞生新，缓肝润燥。治血结蓄血，瘀血癥瘕，血滞风痹。"黄元御言其可"通经而行瘀涩，破血而化癥瘕"。李中梓还认为，桃仁行血，宜入肝经，性润，宜入大肠，故加桃仁增强活血通痹、祛瘀生新、通利胃肠之功。

以本方守方治疗近 2 个月后，三诊时患者勃起状况已明显改善，脉象近于平和，舌质仍稍暗，减少鳖甲、桃仁至 6g，缓消瘀血，防止活血理气药同用伤及正气。舌脉互参，通脘痹，调气机，化湿活血通痹，诸法并用终全其功。

案 5

韩某，男，42 岁。2023 年 8 月 2 日来诊。

主诉： 勃起不佳，进行性加重 5 年，已婚已育。性欲减退，性生活时勃起速度下降，中途疲软，有时能正常射精，有时因疲软无法射精。大便溏，两胁肋部腹肌酸楚不适，自诉有时感觉闷胀而痛。饭后有食物不消化停滞感，大便解不净，肛门有重坠感。IIEF-5 评分：11 分。

舌脉： 舌暗稍紫，舌稍胖大，苔黄厚腻，中有裂纹。脉滑数，双关甚。

证型： 脾胃气滞，湿邪痹阻证。

治法： 斡旋气机，健运中脘，化湿行气通痹。

处方： 炒苦杏仁 6g，厚朴 6g，紫苏梗 6g，桔梗 6g，麸炒枳壳 6g，醋香附 6g，白术 30g，酒大黄 3g，红花 6g。

14 剂，水煎服，日 1 剂，早晚各一次。

二诊： 2023 年 8 月 16 日。

服上方后，患者诉性生活时勃起速度及硬度提升，性欲提高，两胁肋部肌肉酸楚闷痛感减轻。饭后食物不消化停滞感减轻，排便频次增加，不成形。舌淡暗稍胖，中后黄腻，有齿痕，脉滑稍数。

处方： 炒苦杏仁 6g，厚朴 6g，紫苏梗 6g，桔梗 6g，麸炒枳壳 6g，醋香附 6g，白术 30g，酒大黄 3g，红花 6g，黄芪 10g。

三诊：2023 年 8 月 30 日。

服上方后，性欲有提升，性生活中途疲软有改善。两侧腰酸明显改善，饭后有食物不消化停滞感减轻，排便频次增加，不成形，肛门有轻微重坠感。舌红，苔中后黄厚腻。

处方：炒苦杏仁 6g，厚朴 6g，紫苏梗 6g，桔梗 6g，麸炒枳壳 6g，醋香附 6g，红花 6g，炒麦芽 10g，茵陈 10g，炒莱菔子 10g，槟榔 10g。

14 剂，水煎服，日 2 剂，早晚各一次。

四诊：2023 年 9 月 13 日。

服上方后，勃起继续改善。两侧腰酸明显改善，饭后食物不消化停滞感减轻，大便有排不净感、肛门有重坠感有缓解。

处方：炒苦杏仁 6g，厚朴 6g，紫苏梗 6g，桔梗 6g，麸炒枳壳 6g，醋香附 6g，红花 6g，炒麦芽 10g，茵陈 10g，炒莱菔子 10g，槟榔 10g，白芍 15g。

14 剂，水煎服，日 2 剂，早晚各一次。

按语：患者脉滑数，双关明显，为邪实痹阻中焦，中焦脘痹，气滞不行，脾胃不得运化故饭后有食物不消化停滞感。董建华教授强调，通降乃治胃之大法，胃为传化之腑，只有保持舒畅通降之性，才能奏其纳食传导之功。肠胃为市，无物不受，易被邪气侵犯而盘踞其中……胃失和降，脾亦从而不运。一旦气机壅滞，则水反为湿，谷反为滞……此乃邪正交击，气道闭塞，郁于中焦所致实滞……当升不得升，当降不得降，郁滞于中，因而成病。所以胃脘痛不论寒热虚实，内有郁滞是其共同特征。其治疗总的都以开其郁滞，调其升降为目的，都要着眼于一个"通"字，所谓通，就是调畅气血，疏其壅塞，消其郁滞，并承胃腑下降之性推陈出新……给邪以出路。(《董建华临证治验录》)

《灵枢·五邪》言："邪在肝，则两胁中痛。"中焦痹阻，气机升降失调，肝气郁滞，气滞湿阻，血痹不通，故见两胁肋部腹肌酸楚不适，其舌暗稍紫亦佐之。湿邪痹阻，湿性黏滞趋下，故见大便解不净，肛门有重坠感。中焦脘痹，气滞湿阻血痹不通，宗筋随之痹阻不用发为阳痿。治之以通脘痹方斡旋气机，疏通脘痹。加酒大黄 3g 清湿热，通瘀滞。酒大黄《神农本草经》谓其："味苦，寒。主下瘀血，血闭，寒热，破癥瘕积聚，留饮宿食，荡涤肠胃，推陈致新，通利水谷，调中化食，安和五脏。"黄元御亦谓其："入足阳明胃、足太阴脾、足厥阴肝经。泻热行瘀，决壅开塞，下阳明治燥结，除太阴之湿蒸，通经脉而破癥瘕，消痈疽而排脓血。"枳壳、红花同用，源于《雷公药性赋》"血刺痛者用红花，气刺痛者用枳壳"，因其两胁肋部酸楚不适，乃湿瘀互结，行气活血化瘀。舌稍胖大提示通痹之时需注意顾护脾气，加生白术 30g 化湿通痹健脾。

二诊时患者症状好转，表明药已中的，当继续守方治疗。舌淡暗稍胖，中后黄腻，有齿痕，加黄芪 10g 防止过用攻邪通痹之药损伤正气。继服 1 个月后来诊，患者诸症均减，勃起已有明显改善，其舌红，苔中后黄厚腻，表明中下焦邪实痹阻，湿热仍盛，考虑前方芪术之品痹塞中焦、闭门留寇，故调整处方，以叶天士治疗脘痹加减法用之，湿盛加入茵陈、炒莱菔子、槟榔各 10g，化湿导滞通痹。加入炒麦芽疏通脘痹。

《神农本草经》谓茵陈："味苦，平。主风、湿、寒、热邪气，热结黄疸。"《长沙药解》谓茵陈："入足太阴脾、足太阳膀胱经。利水道而泄湿淫，消瘀热而退黄疸。"黄元御谓莱菔子"辛烈疏利，善化痰饮，最止喘嗽，破郁止痛，利气消谷"，李中梓亦谓"其子下气犹捷，有推墙倒壁之功"。《医学衷中参西录》曰："莱菔子，无论或生或炒，皆能顺气开郁，消胀除满，此乃化气之品，非破气之品。"《本草约言》言槟榔："入胸腹，破滞气而不停；入肠胃，逐痰癖而直下……能调诸药下行，逐水，攻脚气""取其坠也，非取其破气也"。《神农本草经疏》曰："槟榔，入手、足阳明经。夫足阳明为水谷之海，手阳明为传导之官，二经相为贯输，以运化精微者也。二经病则水谷不能以时消化，羁留而生痰癖，或湿热停久，则变生诸虫，此药辛能散结破滞，苦能下泄杀虫。"茵陈利湿消瘀，莱菔子行气通滞，槟榔散结导滞，三药合用以增强化湿通痹之功。后以本方思路加减治疗，患者症状明显改善后停药。

案 6

李某，男，45 岁。2023 年 3 月 22 日初诊。

主诉： 勃起不佳 6 个月。性生活时勃起速度、硬度下降，自诉性生活时显得力不从心。常觉头昏发懵，午饭后明显。阴囊潮湿，大便黏滞，不成形。

舌脉： 舌红，苔中后黄厚腻。脉弦滑稍数。

证型： 脾胃气滞湿阻证。

治法： 化湿行气通滞，斡旋气机，运脾升清。

处方： 紫苏梗 10g，桔梗 10g，炒苦杏仁 10g，厚朴 10g，麸炒枳壳 10g，醋香附 10g，白芍 10g，麸炒苍术 6g，黄柏 6g，莲子 10g，荷叶 10g。

14 剂，水煎服，日 1 剂，早晚各一次。

二诊： 2023 年 4 月 9 日。

服上方后性生活时勃起状态改善，晨勃较之前明显，头昏发懵好转，自诉头清凉一些了，大便增多。舌红，苔中后黄腻。左脉寸关之间稍有弦象。

处方： 紫苏梗 10g，桔梗 10g，炒苦杏仁 10g，厚朴 6g，麸炒枳壳 10g，醋香附 10g，白芍 10g，麸炒苍术 6g，黄柏 6g，莲子 10g，荷叶 10g，旋覆花 10g（包煎），合欢皮 10g。

14 剂，水煎服，日 1 剂，早晚各一次。

按语： 脾胃气滞，运化失司，气血痹阻，清阳不升，故患者常头昏发懵，中午乃一天中阳气最盛之时，午后阳气渐衰而阴气渐增，脾胃气滞，清阳不升，故午饭后头昏发懵明显。中焦脘痹，气滞湿阻，气血不通，宗筋体痹用痿，发为阳痿。舌红，苔中后黄厚腻，脉弦滑稍数。中下焦湿热明显，治之以通脘痹方疏通脘痹，斡旋气机，二妙散清热化湿，荷叶、莲子运脾气，升清阳。《雷公炮制药性解》谓，"莲子，主清心醒脾，补中养神，进饮食，止泻痢，禁泄精，除腰痛，久服耳目聪明""荷叶，主雷头风，破血止渴……荷叶形如仰盂，其象为震，震为雷，属木化风，故治雷头风。枳术丸用之，取其引生少阳经清气耳"。莲子、荷叶同用，健运脾气，升举清阳。再加白芍防止理气化湿伤阴，同时加强通痹效果。

二诊时，患者头昏发懵好转，表明脘痹渐通，脾气健运，清阳得升。舌红，苔中后黄腻，表明仍需清热化湿。左脉寸关之间稍有弦象，寸关上焦与中焦之间乃膈也，笔者遇此脉象常加旋覆花。《名医别录》言旋覆花："味甘，微温，冷利，有小毒。消胸上痰结唾如胶漆，心胁痰水，膀胱留饮，风气湿痹，皮间死肉，目中眵膜，利大肠，通血脉，益色泽。"《得配本草》言旋覆花："入手太阴、阳明经气分。降心脾伏饮，祛五脏寒热，除胁下气满，破膈痰如漆，止呕逆，平惊悸。痰水去也。""诸花皆升，旋覆独降"，加旋覆花攻除胸膈痹阻之痰浊水饮，通利血脉。以本方为基础，加减治疗3个

163

月后，患者症状大减，后停药。

案 7

方某，男，38 岁。2021 年 4 月 2 日初诊。

主诉：勃起不佳 2 年。性生活时勃起速度明显下降，性欲可，硬度尚可，能正常性交，常觉阴茎龟头发凉，温度低于身体其他地方。自觉舌肿大且沉重。刻下：闻其声亦口齿不甚清楚。阴囊潮湿，大便黏滞。IIEF-5 评分：18 分。

舌脉：舌红，苔黄腻。脉弦稍沉，右关弦滑。

证型：脾胃气滞湿阻证。

治法：行气通滞，斡旋气机，通痹治痿。

处方：醋香附 10g，麸炒枳壳 10g，厚朴 6g，炒苦杏仁 10g，紫苏梗 10g，桔梗 10g，白芍 6g。

14 剂，水煎服，日 1 剂，早晚各一次。

二诊：2021 年 4 月 20 日。

服上方后，舌头沉重发胀稍有减轻，阴囊潮湿、阴茎龟头凉感稍有减轻，余症如前。

处方：醋香附 10g，麸炒枳壳 10g，厚朴 6g，炒苦杏仁 10g，紫苏梗 10g，桔梗 10g，白芍 6g，炒蒺藜 30g。

14 剂，水煎服，日 1 剂，早晚各一次。

三诊：2021 年 5 月 12 日。

上方服用 1 个月后，患者诉：阴囊潮湿、阴茎龟头凉感继续减轻。舌红，苔白腻，有齿痕，舌肿重，偶感胸间痛，晨起口苦明显。

处方：醋香附 10g，麸炒枳壳 10g，厚朴 6g，炒苦杏仁 10g，紫苏梗 10g，桔梗 10g，白芍 6g，炒蒺藜 30g，瓜蒌皮 10g，薤白 10g。

14 剂，水煎服，日 1 剂，早晚各一次。

四诊：2021 年 5 月 25 日。

阴囊潮湿减轻，胸闷减轻，自诉舌肿重减轻，较前轻松灵活。阴茎龟头凉感继续减轻。勃起速度自觉较前有提升，硬度亦较前有提升。

处方：醋香附 10g，麸炒枳壳 10g，厚朴 6g，炒苦杏仁 10g，紫苏梗 10g，桔梗 10g，白芍 6g，炒蒺藜 30g，瓜蒌皮 10g，薤白 10g。

14 剂，水煎服，日 1 剂，早晚各一次。

五诊：2021 年 6 月 15 日。

诸症均减，效果继续维持，舌红稍暗，苔白腻。

处方：醋香附 10g，麸炒枳壳 10g，厚朴 6g，炒苦杏仁 10g，紫苏梗 10g，桔梗 10g，白芍 6g，炒蒺藜 30g，白术 10g。

14 剂，水煎服，日 1 剂，早晚各一次。

六诊：2021 年 7 月 2 日。

勃起速度改善，硬度如前，舌红，苔白腻。

处方：醋香附 10g，麸炒枳壳 10g，厚朴 6g，炒苦杏仁

10g，紫苏梗 10g，桔梗 10g，白芍 6g，炒蒺藜 30g，白术 10g。

14 剂，水煎服，日 1 剂，早晚各一次。

七诊：2021 年 7 月 21 日。

勃起状态改善，勃起速度及硬度明显提升，阴茎龟头温度正常，晨勃较就诊前明显增加，夫妻双方对现在的性生活均较为满意。舌灵活，大便溏滞，舌淡红，胖大伴有齿痕，苔白稍腻。

处方：炒苦杏仁 10g，厚朴 10g，紫苏梗 10g，桔梗 10g，麸炒枳壳 10g，醋香附 10g，白芍 6g，地黄 10g，肉桂 3g。

14 剂，水煎服，日 1 剂，早晚各一次。

按语：本案患者除阳痿常见症状外，还有两个较为独特的症状，一为舌肿大且沉重，口齿不清，一为阴茎龟头发凉，温度低于身体其他地方。患者舌红，苔黄腻，脉弦稍沉，右关弦滑，乃中焦脘痹典型舌脉，其中脉之所以沉者，乃中焦脘痹，气血不通，脉中气血鼓动无力，此非虚象。舌为心之苗窍，然亦受脾所主。《灵枢·经脉》曰："脾足太阴之脉……夹咽，连舌本，散舌下"，舌与足太阴脾经相连。《素问·金匮真言论》有言："中央黄色，入通于脾，开窍于口，藏精于脾，故病在舌本。"中焦脾胃有邪，可反映在舌，《素问·至真要大论》曰："诸湿肿满，皆属于脾"，患者舌肿大且沉重，口齿不清，此乃中焦脘痹、脾胃气滞湿阻之象。至于阴茎龟头发凉一症，实为阴茎体痹用痿的真实反映。痹在宗筋，则易致气血不至，体痹不仁，气血不得濡润，温度下降，感觉亦下降，勃起反应速度减慢或晨勃不佳，甚则痿而不举，中焦脘痹，气滞湿阻，宗筋气血不通，体痹不仁，发为阳痿。

治之先投以通脘痹方行气通滞，斡旋中焦胃脘气机，加白芍防止理气辛燥伤阴，同时通宗筋之体痹。二诊时患者脾胃气滞湿阻症状有改善，舌沉重发肿减轻，龟头凉亦有变化，守方治疗，同时加白蒺藜 30g，李中梓言"蒺藜利血宜入肝经，下气宜入肺经"，其可理气行血。叶天士谓："白蒺藜一名旱草，秉火气而生，形如火而有刺，久服心火独明，火能生土，则饮食倍而肌肉长，肝木条畅，肝开窍于目，故目明。木火通明，元阳舒畅，所以身轻也。"方中以白蒺藜理气行血，调畅肝木，通宗筋之体痹以复其用。

三诊时，患者舌红苔白腻，有齿痕，偶感胸间痛，此乃痰浊痹阻胸阳，胸阳不振，故加瓜蒌、薤白化痰浊，畅胸阳。晨起口苦明显，表明内有郁热，以瓜蒌皮代瓜蒌透散郁热。服用一月余后，患者舌肿重减轻，较前轻松灵活，表明脘痹中焦已渐被疏通，行气化湿通滞。宗筋之体痹亦有疏通之象，宗筋得气血濡养，故阴茎龟头凉感减轻，勃起速度和硬度皆有提升。

七诊时，患者勃起症状已明显改善，舌沉重已无，阴茎龟头温度已与身体其他部位无差别，表明脘痹已通，气血协调，宗筋之体痹亦得通，其功能逐渐恢复。其舌淡红，胖大伴有齿痕，苔白稍腻，表明攻邪通痹后虚象显现，水湿为患，故加肉桂 3g、生地黄 10g，使水中生火，少火生气，温煦水湿以全其功，患者阳痿症状已取得满意疗效，继服 2 周巩固疗效后嘱其停药休息，观察病情。

第二节　化湿通痹方

一、方药介绍

组成：防己、薏苡仁、厚朴、虎杖、豨莶草、威灵仙、酒大黄、生甘草。

功效：清热化湿，通痹起痿。

主治：阳痿（湿热痹阻脾胃）。

方解：本方是笔者在"因痹致痿"病机与"通痹治痿"法指导下，运用通脘痹治阳痿理念，治疗湿热痹阻脾胃导致阳痿的临床经验方。

防己为君药。

方中防己取治疗湿热痹代表方加减木防己汤之意。叶天士《本草经解》言其"可除湿热之邪",《本草经集注》谓其可"通腠理,利九窍,纹如车辐理解者良",《雷公炮制药性解》谓其可"入十二经,尤善腰以下至足湿热肿盛……于经络无所不入……十二经真有湿热壅塞及膀胱积热……此诚要药,无可代者",皆言其具有通利之性,可通湿热痹阻,除湿热,祛积热。黄元御谓其能"泻经络之湿邪,逐脏腑之水气",化湿痹而通经络。

薏苡仁、厚朴为臣药。

薏苡仁甘淡而微寒,利水渗湿清热,健脾除痹,《神农本草经》谓之治疗"湿痹"。《本草经解》载:"主筋急拘挛不可屈伸,久风湿痹。"厚朴苦辛而温,行气燥湿,宽中消积通痹。《神农本草经》记载其治疗"气血痹"。《神农本草经疏》谓:"厚朴,风寒湿入腠理,则气血凝涩而成痹,甚则肌肉不仁,此药辛能散结,苦能燥湿,温热能祛风寒,故悉主之也。"薏苡仁、厚朴共为臣药,以活血行气,化湿通痹,增强君药功效。

虎杖、豨莶草、威灵仙、酒大黄为佐药。

虎杖苦温,《本草经集注》言其"主通利月水,破留血癥结"。《千金方》载虎杖煎"治腹内积聚,虚胀雷鸣,四肢沉重,月经不通,亦治丈夫病",善祛湿通经,活血通痹。豨莶草辛苦而寒,善祛风除湿,通痹止痛。《证类本草》记载其可祛风除湿,通痹止痛,《滇南本草》言豨莶草能治瘫痪痹不仁等症，《神农本草经疏》谓其除祛风除湿外，兼活血之要药。威灵仙辛咸而温，可祛风湿，通经络，止痹痛，其性善走，无处不到，能"宣通五脏、十二经络"。《本草正义》谓："威灵仙……停湿积痰，血凝气滞，诸实宜之。"酒大黄苦温，活血行气，清热通痹。《神农本草经》谓其能"推陈致新"，仲景治血痹虚劳，有大黄䗪虫丸、百劳丸，方中皆用大黄，是真能深悟其"推陈致新"之旨。上四味共为佐药，增强君药、臣药清热化湿、活血通痹之功。

生甘草为使药。

生甘草味甘，性平。《本草通玄》谓：甘平之品，独入脾胃。《本草汇言》谓：和中益气，补虚解毒之药也。甘草健脾胃，和营卫，调和诸药，为使药。

诸药相配，使湿热痹阻得通，脾胃健运，血脉通畅，共奏清热化湿、通痹起痿之功。

二、临床验案

案 1

郭某，男，27 岁。2022 年 1 月 16 日初诊。

主诉：勃起不佳 3 个月余。近 3 个月出现性生活时勃起速度下降，硬度下降，性生活时阴茎中途疲软，能正常射精。近半年出现饭后打嗝胀气，有食物停滞不消化的感觉。睡眠尚可，平素大便不成形，日 1～2 次，便溏稀黏滞。

舌脉：舌质红，苔黄，中后部偏腻，质润。脉象滑数，双关甚。

证型：湿热蕴结，中焦痹阻。

治法：清热化湿，调畅中焦，通痹起痿。

处方：防己 10g，薏苡仁 10g，厚朴 10g，虎杖 10g，豨莶草 10g，威灵仙 10g，酒大黄 3g，生甘草 6g，陈皮 6g，炒蒺藜 10g，白芍 10g，大豆黄卷 10g。

14 剂，水煎服，日 1 剂，早晚各一次。

二诊：2022 年 1 月 23 日。

服上方后，晨勃现象增加，饭后打嗝胀气缓解，食物不消化感缓解。效不更方，原方继服 14 剂。

处方：防己 10g，薏苡仁 10g，厚朴 10g，虎杖 10g，豨莶草 10g，威灵仙 10g，酒大黄 3g，生甘草 6g，陈皮 6g，炒蒺藜 10g，白芍 10g，大豆黄卷 10g。

14 剂，水煎服，日 1 剂，早晚各一次。

两周后复诊诉：近 3 次性生活，勃起硬度明显提升，阴茎中间疲软现象已无，性生活每次 20 分钟左右，自诉性欲和勃起信心都得到了明显提高。饭后打嗝胀气症状几近消失。食物不消化停滞感已无。现大便成形，偶有大便溏。

按语：患者舌红、苔黄腻，结合脉象滑数，表明体内湿热为患。湿热在中焦脾胃，故见右关滑数，左关为肝胆属木，脾胃湿热壅滞，木疏泄不及，土壅侮木，故见双关滑数。湿热蕴结在中焦脾胃，致使脾胃运化失司，故症见大便溏滞不爽。饭后打嗝胀气是因为中焦湿热为患，痹阻气机，脾胃运化失常，脾不升清，胃不降浊，食气入胃后胃不和降，气机上逆。湿热蕴结脾胃，痹阻阳明日久，致使湿热痹阻宗筋，也是饭后打嗝胀气的原因。后湿热痹阻日久而见宗筋弛长，发为阳痿。诚如《重庆堂随笔》所言："脾胃主四肢，阳明主束骨而利机关，其中枢盛酿热，足痿不能用者，亦宜取阳明而攘湿热也。茎痿一症……阳明合于宗筋，胃中湿热太盛，而下注宗筋，亦能致痿，不可误认为虚也。"

结合舌象脉症分析，以经验处方化湿通痹方加减，以防己、薏苡仁、厚朴、大豆黄卷、虎杖清热化湿通痹，豨莶草、威灵仙加强通痹之功，陈皮健运中焦，调理气机，加白芍防止热邪日久耗损营阴，同时《神农本草经》言白芍可除血痹，合全方加强通痹之功。土壅木侮，故加白蒺藜助肝疏泄，叶天士《本草经解》言其可使"肝木条畅""木火通明，元阳舒畅"，白蒺藜助肝疏泄条达，通宗筋之体痹，畅通宗筋气血。甘草调和诸药，顾护脾胃，防止湿热蕴结日久伤及脾胃正气。

患者二诊时反馈饭后打嗝胀气减轻，晨勃明显增加，表明药后湿热之痹已渐通，中焦脾胃运化，气机得畅，肝气亦得以调达，故见晨勃改善，效不更方，守方继服。

三诊时患者反馈本次大便已成形，饭后打嗝胀气已无，表明湿热得去，痹阻得通，脾胃运化功能已近恢复，气机升降正常，宗筋体痹得通，功能恢复而起痿。故患者勃起硬度提升，性生活中途疲软情况得到改善。继续守方治疗两周善后。

案 2

闵某，男，42 岁。2021 年 2 月初诊。

主诉：勃起不佳 1 年。勃起速度下降 70%，性生活中途易疲软，能正常射精。既往血糖升高 3 年，2019 年血糖最高 10.5mmol/L，现服用盐酸二甲双胍片、盐酸西格列汀，血糖控制在 7.5mmol/L 左右。

舌脉：舌质红，苔微黄腻，质干，中有裂纹。脉滑，双关稍滑数。

证型：中焦痹阻，湿热内蕴。

治法：清热化湿，宣透郁热，调畅中焦，通痹起痿。

处方：防己 10g，薏苡仁 10g，厚朴 10g，虎杖 15g，威灵仙 10g，豨莶草 10g，生甘草 6g，炒蒺藜 10g，陈皮 10g，天花粉 10g，大豆黄卷 10g。

14 剂，水煎服，日 1 剂，早晚各一次。

二诊：2021 年 3 月 6 日。

服上方后患者诉勃起速度较前提升，硬度提升，腰部汗出增多。药已中病，原方去陈皮，加麸炒枳壳 10g、郁金 10g，加大宣透郁热之功，守方治疗 2 周。

处方：防己 10g，薏苡仁 10g，厚朴 10g，虎杖 15g，威灵仙 10g，豨莶草 10g，生甘草 6g，炒蒺藜 10g，麸炒枳壳 10g，郁金 10g，天花粉 10g，大豆黄卷 10g。

14 剂，水煎服，日 1 剂，早晚各一次。

三诊：2021 年 3 月 20 日。

服上方后勃起硬度及勃起持续时间提升，中途疲软情况改善，自觉性生活勃起整体状态自觉较就诊前改善 70%。双关脉偏滑。前方麸炒枳壳加量至 15g。继服 2 周善后。

处方：防己 10g，薏苡仁 10g，厚朴 10g，虎杖 15g，威灵仙 10g，豨莶草 10g，生甘草 6g，炒蒺藜 10g，麸炒枳壳 15g，郁金 10g，天花粉 10g，大豆黄卷 10g。

按语：患者出现勃起不佳 1 年，结合既往血糖升高 3 年病史，考虑为糖尿病继发勃起功能障碍。患者舌质红，苔微黄腻，质干，结合脉象滑，双关稍滑数，表明体内湿热内蕴，郁热痹阻中焦。湿热内郁，阴液输布不及，难以上承，故见舌质干。双关稍滑数表明中焦肝脾皆有郁热。湿热蕴结，中焦痹阻，气血难以濡润宗筋，郁热日久伤阴故使宗筋体痹用痿，发为阳痿。

结合舌象脉症分析，以经验处方化湿通痹方清热化湿通痹，调理气机，健运中焦，同时加天花粉滋阴清热通痹。《本草经集注》言天花粉可"通月水"，《雷公炮制药性解》亦谓："主肺火盛而喉痹……补虚通月经"，叶天士认为"花粉清润，则虚者滋，枯者润也"。天花粉可滋阴清热，兼具通痹之功，合化湿通痹方在清热化湿通痹之时加强滋阴清热，防治郁热伤阴。此外，《神农本草经》谓其"主消渴"，现代药理研究表明，天花粉凝集素是天花粉发挥降糖作用的主要成分，天花粉凝集素可明显改善糖尿病大鼠的血糖异常，增强大鼠抗氧化能力。

患者二诊时诉勃起速度较前提升，硬度提升，表明药后湿热渐除，中焦之痹阻渐通。《黄帝内经》有云"阳加于阴谓之汗"，药后郁热痹阻得通，气血阴阳得以交互，故可见腰部汗出增多，此乃向愈之征，故于原方基础上加枳壳、郁金宣透肝脾之郁热，去陈皮防止过用理气之品耗气伤阴。

三诊时患者勃起不佳症状已得到明显改善，但双关脉仍有滑象，故加大枳壳用量，增强通痹之功，调畅中焦，通痹起痿，守方治疗以善后。

案3

陈某，男，37岁。2021年10月17日初诊。

主诉：勃起不佳3个多月。勃起速度及硬度下降，性欲减退，性生活中途易疲软。眠差，入睡困难，多梦，眠浅易醒。大便黏滞不爽，日2次。

舌脉：舌质红偏暗，苔黄腻，质润。脉弦滑偏数。

证型：湿热蕴结，中焦痹阻。

治法：清热利湿，健运中焦，活血调营通痹。

处方：防己 10g，生薏苡仁 30g，厚朴 10g，虎杖 20g，威灵仙 15g，豨莶草 30g，生甘草 6g，大豆黄卷 30g，炒蒺藜 10g，生地黄 10g，丹参 10g，玄参 15g。

14 剂，水煎服，日 1 剂，早晚各一次。

二诊：2021 年 10 月 31 日。

服上方后患者诉晨勃明显，服药期间每天都有，以前晨勃不明显。勃起硬度提升，自觉较前改善 30%。眠浅易醒较前改善。舌红质偏暗，苔黄腻减。原方加丹皮 10g 继服，服法如前。

处方：防己 10g，生薏苡仁 30g，厚朴 10g，虎杖 20g，威灵仙 15g，豨莶草 30g，生甘草 6g，大豆黄卷 30g，炒蒺藜 10g，生地黄 10g，丹参 10g，玄参 15g，丹皮 10g。

上方加减继服两月余，患者诉勃起已如常，勃起速度和硬度均提升，中途疲软情况已无，现性生活夫妻双方均满意。睡眠质量改善，现入睡困难较前好转，梦减少，眠浅易醒改善。大便现在已成形，日 1 次。原方继服 14 剂后嘱停药。

按语：患者出现勃起不住 3 个月伴随大便溏滞不爽，结合舌红苔黄腻、脉弦滑偏数，表明主要病机为湿热蕴结在脾胃，中焦痹阻发为本病。然而患者舌质红且偏暗，表明湿热痹阻营血分。因湿热痹阻营血分，营卫不和，热扰营分，神不安位，故入睡困难，眠浅易醒。治法应以清利湿热，健运中焦为主，兼以活血调营通痹。

以化湿通痹方为底健运中焦，化湿通痹，加大薏苡仁、大豆黄卷、虎杖、豨莶草等的用量，以增强清利湿热之功。同时，加入生地黄、丹参、玄参等清热活血调营之品。生地黄列于《神农本草经》上品，"味甘寒，主折跌绝筋，伤中，逐血痹，填骨髓，长肌肉，作汤，除寒热积聚，除痹，生者尤良。久服轻身不老。一名地髓。生川泽"。《神农本草经百种录》记载："地黄色与质皆类血……专取其性凉而滑利流通。"《本草崇原》记载："逐血痹者，横纹似络脉，通周身之经络"，言其行血通痹之功更强。《本草便读》认为生地黄"无腻滞之性，有流动之机……散血清热，凡热邪内干营分，胃阴告竭者，颇属相宜"。此皆言生地黄可入营血分，散血清热调营，行血通痹。

《重庆堂随笔》记载："丹参，降而行血，血热而滞者宜之……以心藏神而主血，心火太动则神不安，丹参清血中之火，故能安神定志；神志安，则心得其益矣。凡温热之邪，传入营分者则用之，亦此义也。若邪在气分而误用，则反引邪入营，不可不慎。"丹参可入营血分凉血行血，清热调营，安神定志。

《本草正义》（作者：张山雷）言："玄参，禀至阴之性，专主热病，味苦则泄降下行，故能治脏腑热结等证。味又辛而微咸，故直走血分而通血瘀，亦能外行于经隧，而消散热结之痈肿。寒而不峻，润而不腻，性情与知、柏、生地近似，而较为和缓，流弊差轻。玄参禀禀阴寒，能退邪热……疗胸膈心肺热邪，清膀胱肝肾热结。疗风热之咽痛，泄肝阳之目赤，止自汗盗汗，治吐血衄血。"玄参亦入血分，清热调营通瘀，消散热结。

生地黄、丹参、玄参三药合用，共奏清热活血，调营安神之功。

二诊时患者诉勃起状况较前改善，睡眠质量也较前提升，服药后变化最为明显的是晨勃次数较前明显增加，患者治疗前基本无晨勃，服药后自诉晨勃次数明显增加，几乎每天都有。有研究表明，74%的阳痿患者有关晨勃的主要感受为"具有更多男人的自信"，对于晨勃现象消失的阳痿患者，经治疗后恢复晨勃不仅有助于提升其勃起自信心，亦有较大的生理学治疗价值。根据我们的临床体会，晨勃现象是阳痿患者服药后勃起状况改善的信号，临床常有许多患者反馈服药后晨勃明显，但真正性生活时勃起状况依旧不尽如人意，但大多数患者坚持服药调理后勃起状况皆能有不同程度的改善。

二诊时患者舌质较前变化不甚明显，表明湿热与瘀血互结胶着，故加入丹皮增强清热行血调营之功。丹皮，《雷公炮制药性解》言其："味辛苦，性微温，无毒，入肝经。治一切冷热气血凝滞，吐衄血瘀积血，跌仆伤血，产后恶血。通月经，除风痹……肝为血舍，丹皮乃血剂，固宜入之，本功专主行血，不能补血，而东垣以此治无汗骨蒸，六味丸及补心丹皆用之，盖以血患火烁则枯，患气郁则新者不生。此剂苦能泻阴火，辛能疏结气，故为血分要药"。《本草纲目》谓其可"和血，生血，凉血。治血中伏火，除烦热"。王道无近功，湿热与瘀血胶着搏结，故其治疗当缓缓图之，不可过用活血之品，否则耗气伤正，反生变症。

案4

郝某，男，35岁。2021年9月5日初诊。

主诉： 勃起不佳3年，性生活前需服他达拉非，否则无法正常完成性交，勃起速度及硬度下降，中途易疲软。自觉大脑憋胀，身体疲乏发沉，大便黏滞不爽。

舌脉： 舌淡胖偏大，苔黄腻，质润。脉弦滑偏数，右关稍弱。

证型： 湿热蕴脾，中焦痹阻。

治法： 清热利湿，健运中焦，通痹起痿。

处方： 防己10g，薏苡仁10g，厚朴10g，虎杖10g，生甘草10g，豨莶草30g，威灵仙10g，党参10g，生白术10g，茯苓15g，大豆黄卷30g。

14剂，水煎服，日1剂，早晚各一次。

二诊： 2021年11月7日。

服上方后勃起无明显改善，大脑憋胀，工作时注意力不集中，自觉全身不通，有憋胀感，身体疲乏发沉稍减，大便黏腻稍减。上方去党参、白术、茯苓，薏苡仁加至20g、虎杖加至 15g，加炒蒺藜 20g。

处方：防己 10g，薏苡仁 20g，厚朴 10g，虎杖 15g，生甘草 10g，豨莶草 30g，威灵仙 10g，大豆黄卷 30g，炒蒺藜 20g。

14 剂，水煎服，日 1 剂，早晚各一次。

三诊：2021 年 11 月 21 日。

服上方后大便黏腻较前改善，稍成形，勃起稍改善，晨勃较之前次数增加，自觉大脑憋胀缓解 50%。

处方：防己 10g，薏苡仁 30g，大豆黄卷 30g，豨莶草 30g，陈皮 10g，甘草 6g，威灵仙 10g，虎杖 15g，炒蒺藜 20g。

四诊：2021 年 12 月 12 日。

服上方后患者诉勃起状态较前有改善但还不太满意，大便黏腻较前改善，头部憋胀症状已无。舌胖大，苔黄腻质润。

处方：防己 10g，薏苡仁 30g，大豆黄卷 30g，豨莶草 30g，陈皮 10g，甘草 6g，威灵仙 10g，虎杖 15g，炒蒺藜 20g，生白术 20g。

7 剂，水煎服，日 1 剂，早晚各一次。

上方原方继服 1 个月后来诊，患者诉自觉勃起较前明显改善，现性生活时勃起状态已较为满意，睡眠浅较前好转，口干，大便已成形，舌胖，苔中后微黄腻，舌尖红，脉弦滑偏数。

处方：防己 10g，薏苡仁 30g，大豆黄卷 30g，豨莶草 30g，陈皮 10g，生甘草 6g，威灵仙 10g，虎杖 15g，炒蒺藜 30g，白术 20g，天花粉 10g，桑枝 10g，连翘 10g。

按语：患者出现勃起不佳 3 年，结合舌淡胖偏大质润，右关稍弱可知其脾虚生湿，脾胃失于健运，然患者亦伴有大脑憋胀、身体疲乏发沉、大便黏滞不爽等湿邪痹阻之症。其舌苔黄腻、脉弦滑偏数为内有湿邪郁滞化热之象。这表明此患者阳痿应为虚实夹杂之候，治之当攻补结合，祛邪通痹，兼以扶正。

以化湿通痹方清热化湿通痹，清解郁热，加党参、生白术、茯苓合四君子汤培扶正气，健运中焦。

二诊时患者反馈服上方后勃起无明显变化，勃起依旧不佳，大脑憋胀未明显改善，且自觉全身憋胀不通，只有身体疲乏发沉、大便黏滞稍有减轻，表明此时患者体内当以实邪痹阻为主要矛盾，加入四君子汤后反加重湿热之邪，故二诊时去党参、白术、茯苓，加大薏苡仁、虎杖用量，增强清热利湿之功。同时，加炒蒺藜 20g，叶天士《本草经解》言其"气温，禀天春和之木气，入足厥阴肝经；味苦无毒，得地南方之火味，入手少阴心经。气升味降，禀火气而生阳也。主恶血者，心主血，肝藏血，温能行，苦能泄也。癥者，有形可征也，有形之积聚，皆成于血。白蒺藜能破之者，以入心肝而有苦温气味也。痹者闭也，喉痹，火结于喉而闭塞不通也；温能散火，苦可祛结，故主喉痹"，可使"木火通明，元阳舒畅"，加炒蒺藜可"泻湿驱风"，条达肝气，清利头目，同时增强通痹之功。

三诊时患者诉服用上方后勃起稍改善，晨勃较之前次数增加，大便黏腻较前改善，稍成形，大脑憋胀缓解50%，表明药已中病，继续守方治疗2周。四诊时患者诉勃起状态较前有改善但还不太满意，大便黏腻较前改善，头部憋胀症状已无。其舌胖大，苔黄腻质润，脉弦滑，数象已不明显，右关仍弱，表明痹阻中焦脾胃之湿邪已渐去，血脉经络道路已渐畅通，此时可扶助正气，加生白术20g健脾利湿、健运中焦。原方继服1个月后来诊，患者诉自觉勃起较前明显改善，现性生活时勃起状态已较为满意，睡眠浅较就诊前好转，口干，大便已成形，舌胖，苔中后微黄腻，舌尖红，脉弦滑偏数。患者体内郁热之势欲起，且有伤阴之象，于原方之中加入天花粉、桑枝、连翘，以滋阴清热通痹，宣透郁热。攻补兼施，终获全功。

案5

杨某，男，25岁。2022年5月15日初诊。

主诉：勃起不佳半年。勃起速度较前下降50%，勃起硬度下降，中途易疲软，伴有早泄，阴道内射精潜伏期（IELT）小于2分钟，性欲减退。头发偏油，近半年脱发严重，有熬夜史，一般入睡时间为24点至凌晨1点。爱人诉患者夜间睡觉常有睡眠呼吸暂停（阻塞性睡眠呼吸暂停综合征）。患者自觉晨起口黏，口气明显。大便溏滞，小便偏黄，有灼烧感。IIEF-5评分：6分。

舌脉： 舌红，苔黄腻，质干；脉弦滑偏数。

证型： 湿热蕴脾，中焦痹阻。

治法： 清热利湿，健运中焦，通痹起痿。

处方： 防己10g，薏苡仁10g，厚朴10g，虎杖10g，威灵仙10g，炒蒺藜10g，豨莶草10g，麸炒枳壳10g，郁金10g，白芍10g，生甘草6g。

14剂，水煎服，日1剂，早晚各一次。嘱患者调整作息，避免过晚入睡。

二诊： 2022年5月29日。

患者诉近期正在调整作息时间。服上方后，性欲较前提升，勃起速度较前提升，小便灼烧感较前减轻。效不更方，原方续服14剂。

处方： 防己10g，薏苡仁10g，厚朴10g，虎杖10g，威灵仙10g，炒蒺藜10g，豨莶草10g，麸炒枳壳10g，郁金10g，白芍10g，甘草片6g。

21剂，水煎服，日1剂，早晚各一次。

三诊： 2022年7月10日。

上方间断服用1个月后患者诉勃起速度较前提升50%，勃起硬度提升，中途疲软改善，性欲提升。近期自觉头发出油较之前减轻，晨起口黏口气重有减轻，大便稍成形，小便偏黄。舌红苔，黄微腻，质润。IIEF-5 评分：16 分。

处方：防己 10g，薏苡仁 10g，厚朴 10g，虎杖 10g，威灵仙 10g，炒蒺藜 10g，豨莶草 10g，麸炒枳壳 10g，郁金 15g，生甘草 6g

14 剂，水煎服，日 1 剂，早晚各一次。

四诊：2022 年 7 月 24 日。

服上方后诸症均较前有改善，患者自觉现勃起状态尚可，能正常完成性生活。早泄亦较前有所缓解，但仍有待提高，希望可以解决早泄问题。自诉服药期间排汗增多。舌质偏红，苔可，脉弦滑稍数。

处方：防己 10g，薏苡仁 10g，厚朴 10g，虎杖 10g，威灵仙 10g，炒蒺藜 10g，豨莶草 10g，麸炒枳壳 10g，郁金 15g，生甘草 6g，白芍 10g，白术 10g，天花粉 10g，牡丹皮 10g。

14 剂，水煎服，日 1 剂，早晚各一次。

按语：患者出现勃起不佳半年，伴有头发偏油、晨起口黏、口气明显等湿热蕴结症状，结合舌红苔黄腻、质干、脉弦滑偏数，考虑湿热蕴脾证。湿热蕴结在脾胃，中焦痹阻，阻滞不通，脾不升清，湿邪阻滞，故见头发偏油。胃不和降，浊阴上逆，则见口黏口气明显。湿邪痹阻，气机不畅，故见夜间睡眠常伴有呼吸暂停，即西医之阻塞性睡眠呼吸暂停综合征。患者由于工作原因，经常熬夜，入睡较晚，耗伤阴精，加重体内湿热，湿热痹阻宗筋发为阳痿。

一诊时，处以化湿通痹方，清利湿热，化湿通痹，加白芍养阴调营通痹，郁金清热凉血调营，行气解郁。《神农本草经疏》言郁金，"本入血分之气药，其治已上诸血证者，正谓血之上行，皆属于内热火炎，此药能降气，气降即是火降，而其性又入血分，故能降下火气，则血不妄行"。《本草汇言》认为："郁金，清气化痰，散瘀血之药也。其性轻扬，能散郁滞，顺逆气，上达高颠，善行下焦，心肺肝胃气血火痰郁遏不行者最验，故治胸胃膈痛，两胁胀满，肚腹攻疼，饮食不思等证。又治经脉逆行，吐血衄血，唾血血腥。此药能降气，气降则火降，而痰与血，亦各循其所安之处而归原矣。"

嘱咐患者调整作息时间，有研究表明，睡眠与勃起功能存在一定的相关性，由熬夜引起的睡眠紊乱及睡眠质量下降会增加阳痿发生的可能性，阻塞性睡眠呼吸暂停综合征（OSAS）也是阳痿病情进展的独立危险因素，此外，睡眠亦对男性生育力有重要影响。

二诊时，患者服上方后，性欲较前提升，勃起速度较前提升，小便灼烧感较前减轻，表明药已中病，继续守方治疗，清利湿热，健运中焦。四诊时，患者诉服前方后诸症均减。服药期间排汗增多，结合舌质偏红、苔可、脉弦滑稍数，表明体内热邪尚未尽去，但此时又不宜过用苦寒清热之品，以免伤正气，故以花粉、丹皮等滋阴清热之品清透余热。诸法并用，健运中焦，通痹起痿。

第三节　理肝调中汤

一、方药介绍

组成：生白术、薏苡仁、炒栀子、人参、茯苓、陈皮、桔梗、藁本、生甘草。

功效：清透肝热，化湿调中。

主治：湿痹中焦，肝经郁热。

方解：笔者求学期间曾有幸跟随河北省名中医，河北中医药大学刘保和教授学习，受益匪浅。刘教授临床使用方剂强调"抓主症"。使用方剂要"抓主症"是刘教授研究生导师印会河教授的基本学术思想，刘教授基于《黄帝内经》等经典理论和临床实践，对印教授的学术思想进行了发挥与发展。刘教授认为，应是"抓主症"而非"抓主证"。"证"是疾病的本质，"症"是症状，是疾病本质的体现。"主症"常常并非患者感觉最痛苦的症状，而是由医生诊查出来的、并非患者自觉的症状。据此主症而运用方剂，当能使疗效具有可重复性。张仲景所言"伤寒中风，有柴胡证，但见一证便是，不必悉具"，是抓主症使用方剂的经典诠释。

传承精华，守正创新。继承刘保和教授"抓主症"宝贵学术思想，根据笔者临床经验，抓主症使用理肝调中汤常能收到满意疗效。总结本方的主症：①患者舌脉，舌形胖大，齿痕不明显，舌质淡红或偏红，脉弦数。②患者两耳窍分泌物多，质地黄黏，水分较大。③患者吃辛辣食物或饮酒后腹泻便溏。临床抓主症使用本方，重复使用本方均能收获满意疗效，且应用本方除治疗阳痿外，对其他疾病亦有良好疗效。抓主症是使用本方的关键。

本方由参苓白术散加减化裁而来。参苓白术散原方出自《太平惠民和剂局方》，参考《古今医鉴》加一味陈皮，增强理气健脾化湿效果。

方中生白术和生薏苡仁共为君药。取其运脾化湿通痹之意，《神农本草经》载两药皆可除湿痹。

《神农本草经》谓："术，味苦，温。主风寒湿痹，死肌，痉，疸，止汗，除热，消食。"《医学启源》记载白术除湿益燥，和中益气，温中，祛脾胃中湿，除胃热，强脾胃。《本草思辨录》认为，"白术味甘多脂，有似湿土，非脾之正药而何？其肉白，老则微红，味复带辛，故能由脾及胃而达肌表。《别录》云暖胃，洁古云除胃热，皆是除湿土之或过功效所及，非正治其胃也。白术除脾湿，固中气，为中流之砥柱"。《神农本草经读》亦言："风寒湿痹者，以风寒湿三气合而为痹也。三气杂至，以湿为主。死肌者，湿浸肌肉也；痉者，湿流关节也；疸者，湿郁而为热，热则发黄也；湿与热交蒸，则自汗而发热也；脾受湿则失其健运之常，斯食不能消也。白术功在除湿，所以主之。"李东垣谓其"祛诸经中湿而理脾胃"。湿痹中焦，白术可除湿通痹而调和脾胃。

薏苡仁甘淡而微寒，利水渗湿清热，健脾除痹。《神农本草经》谓之治疗"湿痹"。《本草经解》载："主筋急拘挛不可屈伸，久风湿痹。"黄元御认为，薏苡仁"最泻经络风湿，善开胸膈痹痛"，李中梓亦云："薏苡仁总理湿热，故入上下五经。盖受热使人筋挛，受湿使人筋缓者，可用"。湿痹则宗筋因之而痿，故《得配本草》认为薏苡仁"除筋骨中邪气，不仁，筋受寒则急，热则缩，湿则弛，寒热皆因于湿也。利肠胃，消水肿……治脚气、筋急拘挛。阳明主润宗筋，宗筋主束骨而利机关。阳明虚，则宗筋纵弛"。

白术除湿通痹，薏苡仁利湿通痹，两药并用，共为君药，除中焦湿痹，调和中焦。

人参、茯苓、栀子、藁本四味共为臣药。

《名医别录》谓人参"主治肠胃中冷，心腹鼓痛，胸胁逆满，霍乱吐逆，调中，止消渴通血脉，破坚积，令人不忘"；茯苓"止消渴，好唾，大腹，淋沥，膈中痰水，水肿淋结，开胸府，调脏气，伐肾邪，长阴，益气力，保神守中"。人参、茯苓同用健脾调中，淡渗利湿。经云"见肝之病，知肝传脾"，此亦提示见脾之病，勿忘治肝。因中焦脾不健运，湿邪痹阻，肝木疏泄不及，导滞肝脾不调，肝受湿困，而生湿热。故以栀子、藁本清透肝热，升阳散湿。《长沙药解》言栀子："入手少阴心、足太阴脾、足厥阴肝、足太阳膀胱经。清心火而除烦郁，泄脾土而驱湿热，吐胸膈之浊瘀。"《本草思辨录》谓"栀子解郁而性终下行"，所除之热为"瘀郁之热"。《本草汇言》谓藁本："升阳而发散风湿，上通颠顶，下达肠胃之药也。其气辛香雄烈，能清上焦之邪，辟雾露之气……又能利下焦之湿，消阴障之气。"肝经湿热循经而上，湿浊阻滞耳窍，故见耳道分泌物黄黏油腻。栀子清解肝之郁热，引热下行，藁本升阳发散湿浊，两药同用，共奏清透肝热、升阳散湿之功。

陈皮、桔梗为佐药。

佐陈皮以理气健脾化湿，桔梗宣展气机，通利水道。黄元御言陈皮"降浊阴而止呕哕，行滞气而泻郁满，善开胸膈，最扫痰涎"；桔梗"散结滞而消肿硬，化凝郁而排脓血……善下冲逆，最开壅塞"。陈皮、桔梗为佐药，可以散结通滞，宣通壅塞，理气运脾，协调气机。

生甘草为使药。

生甘草味甘，性平。《本草通玄》言甘草为甘平之品，独入脾胃。《名医别录》言甘草通经脉，利血气，解百药毒。甘草健脾胃，和营卫，调和诸药，为使药。

诸药相合，使中焦健运，湿痹得通，肝热得清，共奏清透肝热，化湿调中之功。

二、临床验案

案 1

于某，男，39岁。2022年1月21日初诊。

主诉：勃起不佳5年，加重3个月。患者3个月前因连续熬夜加班一周，出现明显勃起困难，难以完成性生活，服用西地那非后才能勉强完成性生活。现在性生活时勃起速度及硬度下降，中途疲软，常因疲软不能继续性生活。平素因工作原因经常熬夜，基本深夜12点后入睡，凌晨2～3点容易醒。因熬夜精神不振，注意力不集中。询问患者主症，患者诉平素不饮酒，但因工作应酬饮酒后，第二天晨起腹泻、大便溏。平素耳道分泌物黄黏且油性较大。IIEF-5评分：7分。

舌脉：舌红胖大，齿痕不显，苔厚腻。脉象弦滑偏数。

证型：湿痹中焦，肝经郁热。

治法：化湿调中，清透肝热。

处方：生白术10g，薏苡仁15g，栀子6g，藁本6g，人参10g，茯苓10g，陈皮6g，桔梗10g，生甘草6g。

14 剂，水煎服，日 1 剂，早晚各一次。

二诊：2022 年 2 月 20 日。

服上方期间，食辛辣后未腹泻，勃起未见明显变化，精神不振、注意力不集中有改善，自诉没有以前那么疲倦。舌淡偏红，胖大，齿痕不显，苔腻。脉象弦滑偏数。

处方：生白术 10g，薏苡仁 15g，栀子 10g，藁本 6g，人参 10g，茯苓 10g，陈皮 6g，桔梗 10g，生甘草 6g。

14 剂，水煎服，日 1 剂，早晚各一次。

三诊：2022 年 3 月 20 日。

服上方 1 个月后，勃起较前改善，出现晨勃，患者诉已好久未有晨勃，目前性生活仍服用西地那非，但勃起速度较前有提升。睡眠亦改善，疲乏感减轻。现大便溏滞不爽，不成形。舌淡红胖，苔中后腻，脉象弦滑偏数，右关脉滑数。

处方：生白术 10g，薏苡仁 15g，栀子 10g，藁本 6g，人参 10g，茯苓 10g，陈皮 6g，桔梗 6g，生甘草 6g，生地黄 15g，莲子 10g，荷叶 10g。

21 剂，水煎服，日 1 剂，早晚各一次。

四诊：2022 年 4 月 15 日。

服上方后，勃起状态已明显改善，现对性生活时勃起状态满意，性生活和谐。大便已成形，日一次。舌稍胖，质稍红，苔微腻，脉象弦滑。

处方：生白术 10g，薏苡仁 15g，栀子 10g，藁本 6g，人参10g，茯苓10g，陈皮6g，桔梗6g，生甘草6g，生地黄10g，莲子10g，荷叶6g。

继服14剂后停药，嘱规律作息，尽量避免熬夜，不适随诊。

按语：“诸湿肿满，皆属于脾”，湿邪壅滞中焦，脾胃运化不及，故见患者舌胖大而齿痕不显，肝经湿热，故舌质红，脉象弦滑偏数。中焦湿邪痹阻，气血通行宗筋不畅，足厥阴肝经循行阴器，肝经湿热，湿热痹阻宗筋，宗筋气血不畅，体痹用痿，发为阳痿。在把握本病病机基础上，抓主症运用理肝调中汤化湿调中，清透肝热。

本案患者勃起状态不佳为进行性加重，但由于连续熬夜加班后勃起困难，难以完成性生活。肝经湿热，故可见夜间眠浅易醒。湿邪横生，痹阻清窍，故精神疲乏不振，注意力亦难以集中。一诊处以理肝调中汤原方，二诊时患者诉服药期间食辛辣后未腹泻，可知中焦脾胃已开始运化水湿，湿性重浊黏滞，易阻清窍，升阳散湿，湿邪得化，故精神振奋，神志清明。舌红脉数有力为肝热未消，虽勃起未见明显变化，但主症未变，仍以原方继服，栀子加至10g以清透肝热。三诊时患者诉勃起有明显改善，湿热得化，宗筋痹阻得通，阳气可行至宗筋，故见晨勃明显，宗筋体痹渐通，故西地那非药效较前提升。肝热得清，湿浊得化，故睡眠及疲乏感亦随之减轻。舌淡红胖、苔中后腻、右关弦滑数表明仍有肝热，中焦脾胃亦有湿热痹阻，于原方基础上加生地15g，以滋阴清热，理血通痹，加荷叶、莲子各10g健脾升清，增强化湿调中之功。患者服药近1个月后，四诊时诸症均明显改善，勃起状况已取得满意疗效，脉象弦滑，数象不甚明显，然仍有舌偏红，表明仍有余热，原方加减后继服14剂以全其功。

案2

邓某，男，55岁。2020年3月29日初诊。

主诉：勃起不佳2年，近半年勃起功能严重下降，现性欲下降，性生活时勃起速度降低，硬度下降，现在几乎无法完成性生活。中午11～12点开始头晕，头昏懵发沉，乏力，昏昏欲睡。双手手指布满湿疹。平素吃辣或饮酒后大便不成形，两耳窍分泌物黄黏油腻。IIEF-5评分：9分。

舌脉：舌淡红偏胖，齿痕稍显，苔白腻稍黄。脉弦滑，右关脉弦滑偏数，左关亦滑数。

证型：湿痹中焦，肝经郁热。

治法：健脾化湿调中，清透肝热。

处方：生白术15g，薏苡仁10g，炒栀子10g，藁本6g，人参5g，茯苓10g，陈皮10g，桔梗10g，生甘草6g。

水煎服，日1剂，早晚各一次。

二诊：2020年4月26日。

患者诉服上方后头晕头昏懵发沉感觉减轻60%，疲乏感缓解，双手湿疹仍有，但较之前皮损面积未扩大。性欲稍有提升，服药期间出现 3 次晨勃，勃起速度及硬度提升 40%，食辣后大便不成形已无，耳道仍有黄黏分泌物。舌淡红胖，苔白稍腻。脉弦滑，右关脉弦滑数，左关稍有弦滑数之象。

处方：生白术 15g，薏苡仁 10g，炒栀子 10g，藁本 6g，人参 5g，茯苓 10g，陈皮 10g，桔梗 10g，竹茹 10g，生甘草 6g。

后服药至 2020 年 6 月，电话随访，患者自诉已经有较为满意的性生活，食辣后已无大便不成形，耳道黄黏分泌物亦不甚明显，故停药。

按语：本案患者主症明确，平素吃辣或饮酒后大便不成形，两耳窍分泌物黄黏油腻，舌淡红偏胖，齿痕稍显，苔白腻稍黄，脉弦滑，表明湿邪痹阻中焦，肝经郁热，气血运行不畅，宗筋体痹用痿而生阳痿，紧扣主症处以理肝调中汤健脾化湿调中，清透肝热。

湿邪痹阻中焦，清阳不升，湿性重浊，蒙蔽清窍，故见头昏懵发沉；湿浊痹阻气机，气机不畅，故见头晕、乏力昏沉欲睡；脾主四肢，湿阻脾胃，湿邪发病于外，则见双手手指布满湿疹；肝经郁热，热邪夹湿循经而上，湿性黏腻，故见两耳窍分泌物黄黏油腻。一诊处以理肝调中汤，加大生白术用量以增强健脾化湿通痹之功，加大陈皮用量以理气燥湿调中。

二诊时患者服药月余后诉头晕头昏懵发沉感觉减轻

60%，疲乏感缓解，表明中焦痹阻之湿邪已渐被通开，清阳得升，湿浊得化。湿痹渐通而阳气得以通行，故晨勃较之前增加，勃起状态亦随之改善。食辛辣后已无大便不成形，表明中焦湿痹得通，脾胃得以运化，胃肠湿痹得通，故大便改善。耳道仍有黄黏分泌物，结合舌脉，肝经仍有郁热之象，故二诊时于上方基础上加竹茹 10g 合栀子清解肝之郁热。竹茹，《名医别录》谓其："气味甘微寒，无毒，主治呃寒热，吐血崩中。"《得配本草》言其："入足少阳、阳明经。清上焦之火，消虚热之痰。疗惊悸，止胎动，呕哕噎膈，吐血崩中，因内火致者，非此不治。"《药品化义》认为竹茹"轻可去实……凉能去热……苦能降下，专清热痰，为宁神开郁佳品"。此外，《本草再新》还认为竹茹可以"泻火除烦，润肺开郁，化痰凉血，止吐血，化瘀血，消痈痿肿毒"，可解郁热，凉血消瘀。考虑患者年龄偏高，阳痿可能受年龄影响而功能减退，告知患者疗效及疗程预期，后以此方加减治疗而达到患者较为满意疗效后停药。

第四节　通痹补中汤

一、方药介绍

组成：白术、厚朴、白芍、葛根、陈皮、黄芪、人参、炙甘草。

功效：化湿痹除热，补中焦强痿。

主治：湿痹化热，中焦虚损。

方解：笔者根据《素问·痿论》记载的"发为肌痹，传为脉痿……痹而不仁，发为肉痿"等经典论述结合临床实践，凝练出了"因痹致痿"病机。《素问·痹论》记载："凡痹之类，逢寒则急，逢热则纵。"张景岳在《类经》中对此句注释："逢热则筋弛，故纵也。"《说文解字》指出："纵，缓也。"这些均表明了热盛或阳虚在痹向痿转化中发挥的重要作用，热盛尤为关键，概括为"体痹－热／寒－用痿"。

《黄帝内经》原文明言："前阴者，宗筋之所聚，太阴阳明之所合也""阳明者，五脏六腑之海，主润宗筋……阳明虚则宗筋纵"，盖阴茎宗筋的盈虚赖气血的灌注有节，而脾胃为充血生化之源、气机升降枢纽，脾胃功能正常能为气血盈阴茎提供物质和功能基础，脾胃功能失调则致气为病，阴茎失气血充养，变生阳痿。《素问·痿论》中更是直言"治痿独者取阳明"，为阳痿的治疗提供了方向。

脾胃在阳痿发病与治疗中扮演的角色，后世医家不断对其理论进行补充、丰富。如林珮琴在《类证治裁》中言："宗筋为气血之孔道，而阳明实气血之化源，阳明衰则宗筋不振"，明确指出阴茎的勃起赖脾胃生化的气血流注阴茎，脾胃生化的气血不及则阴茎失充。故其治当调治脾胃，实则泻之、虚则补之，以复气血生化、运行之机，助气血灌注阴茎。

根据《黄帝内经》等经典著作的诸多条文论述，可把从"治痿者独取阳明"论治阳痿病分为两个方面，并确立两大治法。第一个方面是阳明湿热：如《灵枢·经筋》谓"热则筋弛纵不收，阴痿不用"；第二个方面是阳明虚：如《素问·痿论》谓"阳明虚则宗筋纵"。清代叶天士也明确提出治疗阳痿的两个方案，即清阳明湿热与通补阳明之虚，与《黄帝内经》的论述完全吻合。《临证指南医案·阳痿》：指出"更有湿热为患者，宗筋必弛纵而不坚举，治用苦味坚阴，淡渗去湿，湿去热清，而病退矣。又有阳明虚则宗筋纵。盖胃为水谷之海，纳食不旺，精气必虚。况男子外肾，其名为势，若谷气不充，欲求其势之雄壮坚举，不亦难乎？治惟有通补阳明而已。"所以根据以上论述，从"治痿者独取阳明"论治男科阳痿病可以确立两大治法，即"清阳明湿热"和"通补阳明"。

补中益气汤是李东垣《脾胃论》中治疗脾胃病的著名方剂，东垣创立脾胃学说，强调脾胃不足、胃气升发失常而致病，因而在治疗上重视甘温补益、升阳益气。补中益气汤主治脾虚气陷、气虚发热、气虚失固之证，是治疗脾胃气虚的主方，此方在临床上运用广泛。原方载黄芪、人参、甘草"除湿热烦热之圣药也"，古人所言"湿热"与今时意思不同，"湿热"两字各有其意，"湿"即湿邪，"热"即化热，湿为重浊黏滞之邪，阻滞气机，清阳不升，湿热内生，热不得越，湿不得泄，故因湿而致热。同时，黄芪与人参相伍可培补中焦，使生化有力，既"清阳明湿热"又"通补阳明"，故笔者选择保留原方中这三味药。

李东垣强调健脾胃在内伤虚损中的重要性，而忽略了脾脏自身的重要性。吴澄在《不居集·上集·卷之十》中主张脾胃互为表里，生理上相互协作，病理上相互影响，古方理脾健胃，多偏重胃中之阳，而虚损之人，又多为阴火所灼，津液不足，筋脉皮骨皆无所养，而精神亦渐羸弱，百症丛生。在这种情况下，若一味以芳香辛燥之品温补脾胃，势必更伤脾阴而于事无补。故删去原方中性味辛燥之升麻、柴胡，防止津液进一步耗伤，加入白芍、葛根以养阴生津，使全方既可健胃阳，又能理脾阴，使气机枢纽之机正常，以达到运行水谷精微于五脏的目的，从而使气血得以充盛，正气得以复原，虚损得以纠正。

通脘痹治阳痿

笔者依据"因痹致痿"病机及"治痿者独取阳明",针对男科临床阳痿患者常见湿阻化热日久脾虚证,症多见脾胃虚弱,消化不良,大便不成形,食后腹胀等,同时伴见湿热表现,如精神不佳、乏力、多汗等,对原方进行加减化裁,兼顾"清阳明湿热"和"通补阳明",收获较为满意的疗效。

方中以白术为君。

《神农本草经》记载:"术,味苦,温。主风寒湿痹,死肌,痉,疸,止汗,除热,消食。"《药类法象》言白术可除温益燥,和中益气,利腰脐间血,除胃中热,祛诸经之湿,理胃。《主治秘诀》认为,白术气浊,味甘微苦,气味俱薄,浮而升阳,其用有九:温中一,祛脾胃湿二,除脾胃热三,强脾胃进饮食四,和脾胃以生津液五,主肌热六,治四肢困倦、目不欲开、怠惰嗜卧、不思饮食七,止渴八,安胎九;还认为,脾胃受热湿,沉困无力,怠惰嗜卧,并祛痰,须用白术。可见,白术通湿痹益气,故为君药。

厚朴、白芍共为臣药。

《神农本草经》载厚朴与白芍皆可通血痹,"厚朴,味苦温。主中风,伤寒,头痛,寒热,惊悸,气血痹,死肌,去三虫""芍药,味苦平。主邪气腹痛,除血痹,破坚积,寒热,疝瘕,止痛,利小便,益气"。《冉雪峰八法效方:附危急伤科证治》中指出:"芍药含安息香酸,其生根且有麻醉催眠之臭气,故《化学新本草》将其列入兴奋药类。是芍药原系通药，而非敛药，原系兴奋药，而非涩药……又曰病人旧微溏，设当行大黄芍药者，则减之，其通泻之用，甚属显然。"白芍亦有通泻之用，与《神农本草经》载芍药通血痹相应。张锡纯对于白芍利水渗湿之效有颇深的造诣，白芍入肝经，调达肝气，肝气舒，脾气得运，中焦燥湿之功恢复，则湿邪得消。湿邪阻滞化热，耗伤中焦气血，日久中焦亏虚，湿热痹阻而成痿。故以厚朴、白芍为臣协助君药白术共同化湿除热，理气和血通痹。

葛根、陈皮、人参、黄芪共为佐药。

本证患者湿阻日久化热，暗耗津液。葛根性凉，味甘、辛，可解肌退热，通行气血，生津。《神农本草经》载："葛根……主消渴，身大热，呕吐，诸痹，起阴气，解诸毒。"对于"起阴气"的理解，古今医家各有见地，根据清代医家唐宗海所说，"葛根其藤最长，其根入土最深，吸引土下黄泉之水气"，乃是言葛根具有生津输津之功效。葛根辛甘而润，升阳生津，津随气注，血随气行，津润血活，浊阴自除，经脉得到津液的濡润，则血行通畅，痹可愈。陈皮味苦性温，可燥湿理脾，温通中阳，阳气畅行则湿气去。《医学启源》载："橘皮……能益气，加青皮减半，去滞气，推陈致新。"可见，陈皮可燥中焦湿邪，理中焦气机。人参配黄芪，甘补甘和。人参为补气第一要药，有大补元气、健脾补肺、安神益智等诸多功效。黄芪味甘，性温，归肺、脾经，功能补气、升阳。

《药性赋》谓其用有四：温分肉而实腠理，益元气而补三焦，内托阴证之疮疡，外固表虚之盗汗。其可以广泛用于治疗脾气虚、关节痹痛等症。人参与黄芪二者皆为甘温之品，同气相求，相须为用，甘能补益，亦能和中，人参善补元气，黄芪善补宗气，两药伍用，一表一里，一阳一阴，相互为用，其功益彰，共奏扶正补气之功。

炙甘草为使药。

甘草炙用，补中益气、补脾健胃之功效更强，同时调和诸药，为使药。

二、临床验案

案1

初诊：韩某，男，27岁。2023年7月12日。

主诉：勃起困难近1年。1年前开始出现性欲下降，性生活时勃起硬度及勃起速度下降，服用万艾可（西地那非）方可完成正常性生活，不服用则无法成功完成，应患者要求单纯给予中药治疗。刻下症见：晨勃次数减少，食欲欠佳，大便溏稀，容易黏马桶。精神不佳，熬夜史5年，入睡困难，夜间12点后睡觉。嘱其调整作息时间，晚11点前入睡。

舌脉：舌红，苔中后黄腻。脉弦稍数，右关脉不足。

证型：湿阻化热，中焦不足。

治法：化湿除热，通痹补中。

处方：白术 15g，厚朴 6g，白芍 10g，葛根 10g，陈皮 10g，人参 10g，黄芪 10g，炙甘草 6g，柏子仁 10g。

14 剂，水煎服，日 1 剂，早晚各一次。

二诊：2023 年 7 月 26 日。

患者述服用上方后，晨勃次数增加，性生活时勃起硬度提升，性欲、勃起速度同前。食欲较前改善，大便仍溏。精神改善，入睡困难较前缓解。舌红，苔黄腻。

处方：白术 20g，厚朴 6g，白芍 10g，葛根 10g，陈皮 10g，人参 10g，黄芪 10g，炙甘草 6g，柏子仁 10g，生地黄 6g。

14 剂，水煎服，日 2 剂，早晚各一次。

三诊：2023 年 8 月 9 日。

服上方后，患者自述勃起速度、硬度已经接近正常，性欲提高，未再发生性生活中途疲软情况。入睡困难维持不变。大便改善，现已成形。舌偏红，苔稍腻。脉弦，两侧关脉稍弱。

处方：白术 20g，厚朴 6g，白芍 10g，葛根 10g，陈皮 10g，人参 10g，黄芪 10g，炙甘草 6g，柏子仁 10g，生地黄 6g，山茱萸 6g。

14 剂，水煎服，日 2 剂，早晚各一次。

按语：患者勃起困难近 1 年，不服用西药无法完成正常性生活。患者出现食欲不良，大便溏，易粘马桶等症状，结合舌脉，舌红，苔中后黄腻，脉弦稍数，右关脉不足，判断患者属中焦湿热阻滞，耗伤气血，中焦亏虚之证。《黄帝内经》原文明言"前阴者，宗筋之所聚，太阴阳明之所合也""阳明者，五脏六腑之海，主润宗筋……故阳明虚则宗筋纵"，中焦阳明为湿热之邪阻滞，阴茎宗筋缺乏气血充养，则宗筋弛纵，阳事不兴，导致阳痿。《灵枢·经筋》谓："热则筋弛纵不收，阴痿不用"，从"通补阳明"和"清阳明湿热"两个角度结合入手治疗，选用通痹补中汤加柏子仁10g，以化湿热通痹，补中焦强痿。湿邪阻滞化热，则入睡困难。柏子仁性味甘平，归心、肾、大肠经。《神农本草经》载："主惊悸，安五脏，益气，除湿痹。"其可养心安神，祛湿通痹，治疗失眠入睡困难。《本草备要》言："凡补脾药多燥，此润药而香能舒脾，燥脾药中兼用最良。"其可除中焦湿邪以通痹。

二诊时患者诉服用本方后勃起功能较前已有改善，说明通过补益中焦脾胃，气血生化充足，阴茎勃起物质基础充沛，血足则阴茎有所充，气足则血行有力。同时，通过清理中焦壅滞湿热之邪，患者食欲、精神、入睡困难亦有改善。患者大便仍溏、舌红，为中焦湿阻有热，原方加白术至20g以加强健脾燥湿之效，加生地黄6g，续服14剂。生地黄归心、肝、肾经。《神农本草经》载："味甘寒。主治折跌绝筋，伤中，逐血痹，填骨髓，长肌肉，作汤，除寒热积聚，除痹，生者尤良。"《本草崇原》载："地黄色黄，味甘性寒，禀太阴中土之专精，兼少阴寒水之气化。主治伤中者，味甘质润，补中焦之精汁也……又曰除痹，言不但逐血痹，更除皮肉筋骨之痹也。"热邪易耗伤津液，生地可清中焦热邪生津，并与厚朴、白芍一同补血通痹。

三诊时患者勃起已接近恢复，性生活质量明显提升，大便溏、入睡困难等症状均得到改善，再加上舌象变化，表明患者中焦湿热之邪已除，脾胃运化功能改善。《素问·血气形志》言："阳明常多气多血。"阳明乃气血生化之源，后天之本，直接关系到人体脏腑的功能活动，阳明气血充足则宗筋不纵，勃起功能恢复。因患者双侧关脉仍不足，提示肝脾仍有不足，原方加山茱萸 6g。《神农本草经》载山茱萸："主心下邪气，寒热，温中，逐寒湿痹，去三虫。"其通湿痹同时滋补肝肾。《冉雪峰八法效方：附危急伤科证治》言："山茱萸……古人谓其补肾气，兴阳道，坚阴茎……至发汗除寒湿痹，乃从功用推出，与地骨皮、牛膝苦寒能除湿痹一例，用者辨之。"原方加减继续服用，巩固疗效。

案 2

金某，男，33 岁。2023 年 2 月 17 日初诊。

主诉：勃起困难 1 年，加重 6 个月。近半年勃起硬度下降明显，性生活过程中无法维持勃起状态，射精不通畅，勃起速度尚可。食欲下降，吃饭后腹胀，大便不成形。

舌脉：舌红，苔稍腻。脉弦稍数，两侧关脉不足。

证型：湿热内扰，肝脾两虚，痹而成痿。

治法：化湿除热，培补中焦，通痹治痿。

处方：白术 10g，厚朴 10g，白芍 10g，葛根 6g，陈皮 10g，人参片 10g，黄芪 10g，炙甘草 6g，生地黄 10g，川芎 6g，当归 10g，莲子 10g，荷叶 10g。

14 剂，水煎服，日 1 剂，早晚各一次。

二诊：2023 年 3 月 3 日。

患者述服上方后勃起硬度提升，性生活过程中无法维持勃起状态。食欲提升，吃饭后腹胀减轻，大便仍溏。舌红，苔质润、腻。双侧关脉仍不足。

处方：白术 10g，厚朴 10g，白芍 10g，葛根 6g，陈皮 10g，人参 10g，黄芪 10g，炙甘草 6g，生地黄 10g，川芎 6g，当归 10g，莲子 10g，荷叶 10g。

效不更方，原方续服 14 剂。

三诊：2023 年 7 月 17 日。

患者述勃起硬度持续提升，性生活过程中已能维持勃起状态，射精通畅，性欲可，食欲可，吃饭后已无腹胀，大便已成形。舌红，苔薄白、腻。双侧关脉较前有力。

处方：白术 10g，厚朴 10g，白芍 10g，葛根 6g，陈皮 10g，人参 5g，黄芪 10g，炙甘草 6g，生地黄 10g，川芎 6g，

当归 10g，莲子 10g，荷叶 10g。（上方减人参量至 5g）

10 剂，水煎服，日 2 剂，早晚各一次。

按语： 本案患者症见勃起困难 1 年，加重 6 个月。性生活过程中无法维持勃起状态，舌红，苔稍腻，脉弦稍数，提示患者体内有湿热之邪，脉象提示两侧关脉不足，表明湿热耗伤中焦，肝脾两虚。肝脾在五行中相互克制，功能上相辅相成，经络上相互联系，肝脾二脏对人体水液代谢、气机升降、水谷津液运输有着重要的调节作用。湿热之邪内扰，脾胃受损，运化失常，水谷精微无法输布于肝，肝主筋，宗筋由肝所主，肝体失于滋养可见阳痿不举或举而不坚，性生活过程中无法维持勃起状态。《外科真诠》记载，玉茎属肝，阴囊属肝，子系属肝，表明肝与男性生殖器官在经络循行上密切联系。生理上相互联系，则病理上必然相关，故肝之异常可通过经络循行致阴茎功能异常。患者出现射精不通畅，食欲下降，吃饭后腹胀，大便不成形。肝主疏泄，与脾胃共同维持体内津液疏布运行，湿热阻滞，脾胃运化功能失常，肝体失养肝用亦受到影响，故射精不畅。脾胃运化功能失常，故见食欲下降，吃饭后腹胀。湿热之邪痹阻中焦，肝气不达，木郁不能泄水，则多见便溏。诊断患者属湿热内扰，肝脾两虚，痹而成痿之证，选用通痹补中汤合四物汤，加莲子、荷叶以化湿除热，培补中焦，通痹治痿。

四物汤药方最早记载于唐代蔺道人著的《仙授理伤续断

秘方》，本方是治疗营血亏虚，血行不畅的常用方剂。方中生地、白芍功效同前；当归补血养肝，和血调经为主；川芎活血行气，畅通气血为使。四味合用，补而不滞，滋而不腻，滋养肝血，恢复肝用。荷叶、莲子运脾气，升清阳。《雷公炮制药性解》谓莲子"主清心醒脾，补中养神，进饮食，止泻痢，禁泄精，除腰痛，久服耳目聪明""荷叶，主雷头风，破血止渴……荷叶形如仰盂，其象为震，震为雷，属木化风，故治雷头风。枳术丸用之，取其引生少阳经清气耳"。莲子荷叶同用，健运脾气，升举清阳。

患者二诊见勃起硬度提升，食欲提升，饭后腹胀减轻，大便仍溏，舌红，苔质润、腻，表明患者体内湿热之邪已减，脾胃运化功能提升，效不更方，原方续服 14 剂。三诊患者诉射精已恢复通畅，表明患者体内气机如常，肝气调达，双侧关脉较前有力，中焦肝脾调和，食后腹胀、大便溏等症状均无。湿热得除，痹阻得通，勃起功能持续提升。患者表示疗效满意，原方减人参量至 5g，续服 14 剂巩固治疗。

案 3

刘某，男，51 岁。2023 年 7 月 19 日初诊。

主诉：勃起困难 1 年。勃起速度下降，勃起困难，无晨勃，性欲可，能正常射精。食后胃胀停滞不消化，或有胃脘隐痛，口干口苦，入睡困难，易早醒。

舌脉：舌淡，苔腻，舌体胖；右关弱，左脉弦细稍数。

证型：湿阻气滞，中焦不足。

治法：祛湿通痹，健脾理气。

处方：人参 5g，黄芪 10g，白术 10g，陈皮 10g，炙甘草 6g，白芍 10g，葛根 6g，姜厚朴 6g。

14 剂，水煎服，日 2 剂。

二诊：2023 年 8 月 2 日。

患者诉晨勃增加，硬度提升，腹胀、口干减轻，易排矢气，仍入睡困难。舌淡，苔稍腻，左脉弦稍数。

处方：人参 5g，黄芪 10g，白术 10g，陈皮 10g，炙甘草 6g，白芍 10g，葛根 10g，姜厚朴 6g，麸炒枳实 10g。

14 剂，水煎服，日 2 剂。

三诊：2023 年 8 月 16 日。

主诉服上方后，勃起硬度速度提升。仍口苦，入睡困难，追问患者，诉近期工作压力较大。食后胃胀不消化感觉继续减轻。舌淡，苔稍腻，左脉弦稍数。

处方：人参 5g，黄芪 10g，白术 10g，陈皮 10g，炙甘草 6g，白芍 15g，葛根 10g，姜厚朴 6g，麸炒枳实 10g，合欢皮 10g。

14 剂，水煎服，日 2 剂。

四诊：2023 年 8 月 30 日。

患者诉勃起状况改善明显，疗效满意，饭后胃胀感同前，口苦、入睡困难明显改善。

处方：人参 5g，黄芪 10g，白术 15g，陈皮 10g，炙甘草 6g，白芍 10g，葛根 10g，姜厚朴 6g，麸炒枳实 10g，合欢皮 10g，柏子仁 10g。

14 剂，水煎服，日 2 剂。

按语：患者勃起困难 1 年，勃起速度下降，勃起困难，食后胃胀停滞不消化，或有胃脘隐痛，结合舌脉判断患者属湿邪困阻中焦，脾胃运化失常，阳明气血生化不足，宗筋失于濡养，故勃起困难，无晨勃。中焦脾胃运行津液功能减弱，津液无法上呈于口，湿邪阻滞于中焦，故口干。又见患者入睡困难，易早醒，口苦，脉弦数，脾胃居于中焦，为后天之本，气血生化之源，也是气血升降运行的枢纽，中焦气机失调，枢纽作用失常，会影响营卫的运行，故导致不寐。《素问·逆调论》有"胃不和则卧不安"的论述，饮食不节、饮食停滞，影响胃的气机，升降失常，以致睡卧不安，而成不寐。胃络通于心，胃经有邪，上扰于心，可致不寐。故用祛湿通痹，培补中焦之法施治，选用通痹补中汤原方，14 剂，水煎服，早晚各一次。

二诊患者已有晨勃，硬度提升，腹胀、口干减轻，易排矢气，这些均为中焦脾胃运化功能恢复之征象。脾胃运化功能正常，气血生化有源，气血充盈则阴茎举而坚。湿为阴邪，易阻滞气机，祛湿通痹，培补中焦，中焦气机恢复如常，脾胃为气机升降之枢纽，周身气机通肠，故腹胀减轻，矢气增多。原方加麸炒枳实 10g，续服 14 剂。

枳实味苦、辛、酸，性温；归脾、胃、大肠经。《珍珠囊》载其可"去胃中湿热"，其还可破气消积，用于治疗食积气滞、脘腹痞满收效良好。同时，合白术组成枳术丸。《金匮要略·水气病脉证并治》云："心下坚，大如盘，边如旋盘，水饮所作，枳术汤主治。"二者相配伍，枳实主消，白术为守，一走一守，一消一补，相互制约互用，共奏行气化湿，消食化积，疏肝健脾之功。

三诊患者述勃起功能持续改善，食后腹胀感减轻。仍口苦、入睡苦难，追问得知近期工作压力较大，结合患者左脉弦稍数，判断患者肝气郁结。《沈氏尊生书·不寐》中指出："心胆俱怯，触事易惊，梦多不详，虚烦不眠。"肝主疏泄，胆主决断，这两者都和神志有关，如果肝胆被邪气所干扰，神不守舍，故而不寐。上方加合欢皮 10g。

合欢皮性味平，甘；归心、肝、肺经。《神农本草经》载："合欢，味甘平。主安五脏，利心志，令人欢乐无忧。久服轻身，明目，得所欲。生山谷。"其有解郁和血，宁心安神之功，与白芍配伍，有益血和血、柔肝养心、定魄安神之功，治疗肝气郁结心神不宁而致的入睡困难疗效甚好。

四诊患者表示对勃起功能改善情况十分满意，同时饭后胃胀感、口苦、入睡困难等症状均减轻，表明患者湿邪已除，脾胃运化功能改善，肝气已舒。上方加柏子仁 10g，既可润肠通便又可养心安神，兼顾食后胃胀及入睡困难，以巩固治疗。

案 4

初诊： 吴某，男，34 岁。2022 年 9 月 4 日初诊。

主诉： 勃起不佳半年。勃起硬度下降，速度可，性欲可。口干，口中有异味，大便不成形，心烦，口渴喜饮，小便灼热刺痛，尿频，尿不尽。

舌脉： 舌红，舌体胖、有齿痕，苔腻；脉数，右关脉不足。

证型： 湿热阻滞，中焦不足，下焦湿热。

治法： 清利下焦湿热，培补健运中焦。

处方： 白术 10g，厚朴 6g，白芍 10g，葛根 6g，陈皮 10g，黄芪 10g，人参 10g，炙甘草 6g。

14 剂，水煎服，日 1 剂，早晚各一次。

二诊： 2022 年 9 月 25 日。

患者诉服上方后，勃起硬度略有提升，口干稍减，口中有异味，大便偶尔成形，心烦，自觉发热，口渴喜饮如前，小便灼热刺痛，尿频、尿不尽无变化。舌红，苔黄腻，脉数。

处方： 白术 10g，厚朴 6g，白芍 10g，葛根 6g，陈皮 10g，黄芪 50g，人参 10g，炙甘草 6g，当归 10g。（上方黄芪加量至 50g，加当归 10g）

14 剂，水煎服，日 1 剂，早晚各一次。

三诊： 2022 年 10 月 21 日。

服上方后，勃起硬度继续提升，口干已无，口中有异味，大便偶尔成形，心烦发热，口渴喜饮减轻，小便灼热刺痛，尿频、尿不尽稍减轻，自述阴囊潮湿。舌红，苔黄腻，脉数。

处方： 白术 10g，厚朴 6g，白芍 10g，葛根 6g，陈皮 10g，黄芪 10g，人参 10g，炙甘草 6g，当归 10g，苍术 6g，黄柏 6g，薏苡仁 10g，牛膝 10g。

14 剂，水煎服，日 1 剂，早晚各一次。

四诊： 2022 年 11 月 8 日。

患者述服上方后，勃起硬度改善明显，口中有异味偶有，大便已成形，心烦发热、口渴喜饮未再发生，小便灼热刺痛、尿频、尿不尽、阴囊潮湿改善明显。舌红，苔稍腻，脉弦不数。

处方： 白术 10g，厚朴 6g，白芍 10g，葛根 6g，陈皮 10g，黄芪 10g，人参 10g，炙甘草 6g，当归 10g，苍术 6g，黄柏 6g，薏苡仁 10g，牛膝 10g。

效不更方，原方续服 14 剂。

按语： 初诊患者勃起硬度下降，口干稍减，口中有异味，大便不成形，口渴喜饮，小便灼热，脾胃居中焦，脾喜燥恶湿，湿邪易犯脾。脾主运化水谷精微，为胃行其津液，上输于口。若脾气和，则口能知五味也。湿邪内生，蕴而成热，热毒上熏口腔则见口干、口中有异味、口渴。湿热阻滞中焦

212

见大便或溏或干，湿热下注则小便灼热。结合舌脉判断患者属湿热阻滞中下二焦，中焦脾胃运化失常，湿热下注，痹而成痿。治疗选用通痹补中汤原方以清利湿热，培补中焦，通痹治痿。

二诊见患者勃起功能稍改善，但其余诸症未有明显变化，患者仍有心烦，自觉发热，口渴喜饮如前，此应为脾胃内伤日久，血虚气弱，阳气浮越之象，原方加大黄芪用量至50g，加当归10g，续服14剂。

当归，味甘、辛，性温；归肝、心、脾经，可除湿痹。痹者，血分为邪所客，故拘挛而痛也。风、寒、湿三者合而成痹，血行则邪不能客，故痹自除也。当归之性虽温，而血虚有热者，亦可用之，因其能生血即能滋阴，能滋阴即能退热也。当归与方中黄芪配伍组成当归补血汤，治疗血虚发热之证，症见肌热面赤、烦渴引饮，此种烦渴，常时烦时止，渴喜热饮。方中重用黄芪，其用量五倍于当归，其义有二：本方证为阴血亏虚，以致阳气欲浮越散亡，此时，恐一时滋阴补血固里不及，阳气外亡，故重用黄芪补气而专固肌表，即"有形之血不能速生，无形之气所当急固"之理，此其一；有形之血生于无形之气，故用黄芪大补脾肺之气，以资化源，使气旺血生，此其二。配以少量当归养血和营，则浮阳秘敛，阳生阴长，气旺血生，而虚热自退。气的生成与运化与脾密切相关，饮食水谷经脾化生精微，是谓气血生化之源。

《血证论·阴阳水火气血论》："气生于肾水，而上主于肺，其间运上下者，脾也……治气，亦宜以脾为主。"气血充盛，阴器得以荣养，脉络充盈，才可维持正常的勃起功能。《景岳全书·阳痿》认为，气血亏而阳道斯不振矣，这正是对气血不足而导致阳痿的明确论述。现代药理研究证明，当归补血汤不仅能够改善血液循环，增加血液流速，抑制血小板聚集，促进缺氧血管内皮细胞的增殖，还能促进缺氧血管内皮细胞的表达，有修复血管内皮的功能。

三诊患者诉服用上方后，勃起继续提升，口干已无，口中有异味，大便偶尔成形，心烦发热，口渴喜饮减轻，小便灼热刺痛、尿频、尿不尽稍减轻，自述阴囊潮湿，虚热之象已减，但患者体内仍有湿热，且湿热之邪停聚下焦症状较为明显，上方合四妙丸以清理下焦湿热，续服14剂。

四妙丸见于《成方便读》，功能清热利湿，通筋利痹，主治下肢麻木痿软无力，主要成分为苍术、黄柏、牛膝、薏苡仁。方中黄柏苦寒，清热燥湿，善治下焦湿；苍术苦温，醒脾燥湿，祛生湿之源；川牛膝补肝肾，通血脉，引药下行，通宗筋络脉；因《素问·痿论》有云："治痿者独取阳明……阳明者……主润宗筋，宗筋主束骨而利机关也"，薏仁独入阳明，祛湿热而利筋络。诸药合用，共奏清热利湿之功。

四诊患者述勃起硬度改善明显，口中偶有异味，大便已成形，中焦湿热之邪已除，脾胃运化功能恢复如常，则阳明气血充盛，宗筋充盈，举而不痿。小便灼热刺痛、尿频、尿不尽、阴囊潮湿改善明显。《素问·生气通天论》曰："湿热不攘，大筋软短，小筋弛长，软短为拘，弛长为痿。"治疗通过清利下焦湿热之邪，通痹治痿。效不更方，原方续服14剂，巩固疗效。

参考文献

[1] 刘寒飞，邹和德，陈文康，等.化湿通痹方对勃起功能障碍大鼠作用及机制研究［J］.中国男科学杂志，2023，37（06）：78-84.

[2] 陈文康，陈亚洲，陈志威，等.通脉方治疗肝郁脾虚型精索静脉曲张致少弱精子症随机对照研究［J］.中国中西医结合杂志，2023，43（12）：1448-1453.

[3] 宋填，赵家有.《种福堂公选医案》内伤致痹医案解析［J］.中华中医药杂志，2023，38（01）：393-394.

[4] 刘益彰，陈文康，赵家有，等.《诸病源候论》导引通痹治痿内涵及术式解析［J］.上海中医药杂志，2022，56（12）：50-52.

[5] 陈文康，汪旸，文晓刚，等.基于"因痹致痿"病机解析《神农本草经》所载治疗阳痿药物［J］.中华中医药杂志，2022，37（11）：6637-6640.

[6] 陈亚洲，赵家有，王福，等.再论"治痿独取阳明"辨治阳痿［J］.中国性科学，2022，31（06）：122-125.

[7] 赵家有，许莉莉，李怡，等.《叶氏医案存真》中

"痹"典型医案解析［J］.中国中医基础医学杂志，2022，28（05）：807-809.

［8］李柏霖，赵时鹏，廉波，等.《神农本草经》文献学及药物学探究［J］.北京中医药，2022，41（04）：417-420.

［9］赵家有，王宇，张颖.解析《未刻本叶天士医案》"脉数无序"案［J］.中华中医药杂志，2021，36（08）：4536-4538.

［10］陈志威，赵家有，宋春生.通脉方对精索静脉曲张模型大鼠精液质量及睾丸生精细胞HSP60、HSP90表达的作用［J］.中国中西医结合杂志，2021，41（07）：855-859.

［11］赵家有，张颖，宋春生.内伤致痹的理法方药研究［J］.中华中医药杂志，2021，36（05）：2881-2883.

［12］赵家有，宋春生.运用质性文本分析法研究中医医案的思考与实践［J］.中国中西医结合杂志，2021，41（09）：1127-1130.

［13］赵家有，张颖.《临证指南医案·痹》辨治解析与应用［J］.中国中医基础医学杂志，2020，26（02）：272-274.

［14］张颖，赵家有.《临证指南医案·胸痹》辨治解析［J］.北京中医药，2019，38（10）：1024-1025.

［15］姚鹏宇，邱禹，赵家有.叶天士辨治阳痿特色［J］.上海中医药杂志，2019，53（04）：39-41.

［16］赵家有，宋春生．通痹治痿法的理论内涵与临床实践［J］．中华中医药杂志，2018，33（12）：5445-5448.

［17］赵家有，宋春生．叶天士"通痹治痿"思路在阳痿治疗中的运用［J］．中华中医药杂志，2018，33（11）：4999-5001.

［18］张颖，赵家有，宋春生．叶天士"通痹治痿"医案解析［J］．中华中医药杂志，2018，33（10）：4413-4415.

［19］张颖，赵家有．《临证指南医案·虚劳》辨治解析与应用［J］．中华中医药杂志，2018，33（08）：3443-3445.

［20］赵家有，宋春生．男科常见病中医辨治新思考及临床运用［J］．中华中医药杂志，2017，32（05）：2094-2097.

［21］宋春生，赵家有．勃起功能障碍"因痹致痿"新论［J］．中国性科学，2017，26（01）：84-85.

［22］赵家有，宋春生，张颖．《临证指南医案·脾胃》辨治解析与应用［J］．中国中医基础医学杂志，2016，22（10）：1394-1395.

［23］赵家有，宋春生．针刺"角穴"治疗男性疾病举隅［J］．中国针灸，2015，35（06）：623-624.

［24］赵家有，宋春生．桂枝茯苓丸加味治疗精索静脉曲张探析［J］．北京中医药，2014，33（09）：674-675.

［25］陈兴强，宋春生，赵家有．完带汤治疗男科疾病举隅［J］．北京中医药，2014，33（01）：60-61.

［26］宋春生，赵家有.通络法治疗前列腺疾病体会［J］.中医杂志，2013，54（12）：1060-1061.

［27］方丹波.勃起功能障碍患者重获晨勃及性自信［J］.中华男科学杂志，2007（09）：861-862.

［28］吴许.勃起功能障碍与睡眠质量的相关性研究［D］.合肥：安徽医科大学，2023.

［29］张范波，姜睿.睡眠与勃起功能关系的研究进展［J］.中华男科学杂志，2016，22（03）：252-257.

［30］任玥，谢玥，武心怡，等.睡眠对男性生育功能的影响［J］.中国男科学杂志，2022，36（05）：99-104.

［31］刘涛，黄新飞.从《内经》"治痿独取阳明"论治阳痿病［J］.中国民族民间医药，2019，28（14）：83-86.

［32］邬晓东，邹莹.经方当归补血汤临床运用体会［J］.光明中医，2019，34（13）：2066-2068.

［33］彭华胜，徐长青，袁媛，等.最早的中药辅料炮制品：西汉海昏侯墓出土的木质漆盒内样品鉴定与分析［J］.科学通报，2019，64（09）：935-947.

［34］王祖龙，王诗琦.心虚生痿论及阳痿从心论治八法［J］.中国中医基础医学杂志，2020，26（02）：160-162.

［35］孙自学，李鹏超.从肝论治勃起功能障碍［J］.辽宁中医杂志，2018，45（04）：701-703.

［36］王浩，高庆和，晏斌，等.基于"补肾活血"法

辨治阳痿的思路［J］．北京中医药，2021，40（10）：1102-1104．

［37］王琦，洪德华．论阳痿从肝治［J］．天津中医，1985，（05）：15-16．

［38］李曰庆．补肾助阳舒肝解郁是精神性阳痿的基本治则［J］．湖北中医杂志，1994（04）：8-9．

参考书目

［1］黄英志.叶天士医学全书［M］.北京：中国中医药出版社，2015.

［2］曹丽静.刘保和抓主症用方传承录［M］.北京：中国中医药出版社，2019.

［3］姚梅龄.中医症状鉴别诊断实用手册［M］.北京：中国中医药出版社，2018.

［4］董建华.董建华临证治验录［M］.北京：中国中医药出版社，2018.

［5］冉雪峰.冉雪峰八法效方：附危急伤科证治［M］.北京：中国中医药出版社，2014.

［6］李孔定.李孔定研经实践录［M］.北京：中国中医药出版社，2016.

参考书目

[1] ⋯⋯⋯⋯⋯⋯⋯⋯⋯⋯⋯⋯⋯⋯[M].北京：中国中医药出版社，2015.

[2] ⋯⋯⋯⋯⋯⋯⋯⋯⋯⋯⋯⋯[M].北京：中国医药科技出版社，2019.

[3] ⋯⋯⋯⋯⋯⋯⋯⋯⋯⋯⋯⋯[M].北京：中国中医药出版社，2018.

[4] ⋯⋯⋯⋯⋯⋯⋯⋯⋯⋯[M].北京：中国中医药出版社，2018.

[5] ⋯⋯⋯⋯⋯⋯⋯⋯⋯⋯[M].北京：中国中医药出版社，2014.

[6] ⋯⋯⋯⋯⋯⋯⋯⋯⋯⋯[M].北京：中国中医药出版社，2010.